尿検査・
腎機能検査

富野康日己
医療法人社団松和会理事長/順天堂大学名誉教授

中外医学社

はじめに

　私は以前から「尿は身体からの贈り物」と言ってきました．それは，尿の量や色調，混濁，泡，臭いなどをみるだけで体調や疾患をある程度疑うことができるからです．尿検査は「古くて新しい検査」ですが，尿に含まれている成分を試験紙による定性検査や定量検査，尿沈渣の鏡検などにより確定診断に近づくことができます．一方，腎機能検査は糸球体・尿細管が現在どのような状態で働いているかを知る重要な手掛かりとなります．したがって，尿検査と腎機能検査は，腎・泌尿器領域の診療に欠かすことのできない検査の両輪と言えます．

　私は大学の先輩である故 伊藤機一先生（元大東文化大学スポーツ・健康科学部長）に学生時代と東海大学医学部で大変熱心にご指導いただきました．『症例から学ぶ尿検査の見方・考え方』（医歯薬出版）を共著で第3版まで改訂を重ねることができ，大変感謝しております．2018年には，金子一成先生，鈴木祐介先生のご協力をえて『尿検査のみかた，考えかた』（中外医学社）の監修をさせていただきました．また，日ごろ仲良くお付き合いいただいている元日本臨床衛生検査技師会会長の小﨑繁昭先生と『尿検査・腎機能検査の実際と臨床的意義』（臨床病理刊行会）を監修させていただきました．これまで尿検査・腎機能検査については優れた成書が数多く出版されていますが，私のこのような経験から今回『必携！よくわかる尿検査・腎機能検査』を上梓することができました．臨床現場で使いやすいように簡潔にまとめ，尿検体や血液検体の採取法や保存法についても COLUMN としてあげました．本書がかかりつけ医や研修医，若手医師の皆さん，学校医や産業医の方々，臨床検査技師の皆さんにご活用いただけることを願っています．また，医学生にとっても有用な解説書になると思います．わかりやすいように心がけ記載しましたが，記載の過不足もあろうかと思いますので，皆さまの忌憚のないご意見をお待ちしています．

最後にこれまで大変ご協力いただきました白土　公先生（現，白土内科院長）ならびに久野　豊先生（順天堂大学医学部附属順天堂越谷病院検査科技師長）に厚くお礼申し上げます．また，出版にいろいろご尽力いただきました中外医学社の小川孝志部長に深謝いたします．

　　2023 年　1 月
　　新型コロナウイルス感染症の一日も早い終息を願って

　　　　　　　　　　　　　　　　　　　　富野康日己

目　次

1　急性腎障害(AKI)と尿検査・腎機能検査　　1

A．典型的な臨床症状は？ ································· 2
B．急性腎障害(AKI)の尿中バイオマーカーは？ ·········· 3
C．AKI の原因疾患は？ ······························· 5

2　慢性腎臓病(CKD)と尿検査・腎機能検査　　6

A．尿検査・腎機能検査の意義は？ ····················· 7
B．CKD の原因疾患は？ ······························· 7

3　尿検査(urinalysis)　　10

A．尿はどのようにしてつくられる？ ··················· 10
B．尿量の変化はどうして起こる？ ····················· 11
C．尿の外観で疾患はわかる？ ························· 11
　　1　色調 ··· 11
　　2　混濁 ··· 13
　　3　泡 ··· 13
　　4　臭い ··· 14
D．尿の成分は正常と異常で異なる？ ··················· 15
　　1　正常尿での成分 ······························· 15
　　2　病的尿での成分 ······························· 17

4　尿試験紙法定性検査　　18

A．尿比重とは？ ····································· 18
　　1　尿比重と尿浸透圧の関係は？ ····················· 21
B．尿反応(pH: 水素イオン指数) とは？ ··············· 22
C．尿蛋白(urinary protein)とは？ ··················· 23
　　1　尿蛋白陽性とその解釈 ························· 25

  D．尿糖(urinary glucose)とは？ ･････････････････････ 30
   1 健常者の尿中ブドウ糖 ･････････････････････････ 30
   2 採尿時間 ･･････････････････････････････････ 30
   3 試験紙法（定性・半定量検査法） ･･････････････････ 30
   4 尿糖陽性とその解釈 ･･･････････････････････････ 31
  E．尿潜血反応［試験紙法］（urine occult blood reaction)とは？ ･･･ 32
   1 赤血球 ･･･････････････････････････････････ 32
   2 ヘモグロビン尿 ･････････････････････････････ 35
   3 ミオグロビン尿 ･････････････････････････････ 36
  F．尿中ケトン体(urinary ketone body)とは？ ･････････････ 36
   1 尿中ケトン体陽性をきたす疾患・状態 ･･････････････ 37
  G．尿中ビリルビン(urinary bilirubin)とは？ ･････････････ 38
   1 尿中ビリルビン陽性をきたす疾患・状態 ･････････････ 39
  H．尿中ウロビリノゲン(urinary urobilinogen)とは？ ･･･････ 39
   1 尿中ウロビリノゲン陽性をきたす疾患・状態 ･･････････ 39
   2 尿中ウロビリノゲン陰性をきたす疾患・状態 ･･････････ 40
  I．尿中亜硝酸塩(細菌尿 bacteriuria)とは？ ･･････････････ 40
  J．尿中白血球（エステラーゼ活性 esterase activity）とは？ ･･････ 41

5　尿中ホルモン・酵素など　　42

  A．尿妊娠反応とは？･･････････････････････････････ 42
  B．尿エストリオール（E₃）とは？ ･･･････････････････ 42
  C．尿中黄体形成ホルモン（luteinizing hormone: LH）とは？ ･････ 42
  D．尿中バニリルマンデル酸（vanillylmandelic acid: VMA）とは？ ･･ 43
  E．尿中 17-ketosteroid（17-KS）とは？ ････････････････ 43
  F．尿中 17-hydroxycorticosteroid（17-OHCS）とは？ ･････････ 44
  G．酵素：N-acetyl-β-D-glucosaminidase（NAG）活性とは？ ････ 44
  H．尿中ポルフィリン体（urinary porphyrin body）とは？ ･･･････ 45
  I．尿中IV型コラーゲン（type IV collagen）とは？ ･･････････ 45
 COLUMN 1　尿の採取時間および採尿法，尿定性・定量検査のための尿保存法 ･･･ 45
   1 採尿時間 ･･････････････････････････････････ 46
   2 採尿法 ･･･････････････････････････････････ 48
   3 尿定性・定量検査のための尿保存法 ･･･････････････ 50
 COLUMN 2　尿試験紙使用上の注意 ･････････････････････ 51

6 尿沈渣成分の鏡検　53

A. 尿沈渣(urinary sediment)とは？ ・・・・・・・・・・・・・・・・・・・・・ 53
B. 尿沈渣検査法は？ ・・・・・・・・・・・・・・・・・・・・・・・・・・・・・・・・ 53
　1 尿検体の取り扱い ・・・・・・・・・・・・・・・・・・・・・・・・・・・ 53
　2 標本の作成法 ・・・・・・・・・・・・・・・・・・・・・・・・・・・・・・ 53
　3 鏡検法 ・・・・・・・・・・・・・・・・・・・・・・・・・・・・・・・・・・・ 54
C. 尿沈渣の種類とその臨床的意義は？ ・・・・・・・・・・・・・・・・・ 54
　1 細胞成分 ・・・・・・・・・・・・・・・・・・・・・・・・・・・・・・・・・ 54
　2 結晶成分 ・・・・・・・・・・・・・・・・・・・・・・・・・・・・・・・・・ 67
　3 細菌・真菌 ・・・・・・・・・・・・・・・・・・・・・・・・・・・・・・・ 69
　4 原虫 ・・・・・・・・・・・・・・・・・・・・・・・・・・・・・・・・・・・・ 69
　5 精子 ・・・・・・・・・・・・・・・・・・・・・・・・・・・・・・・・・・・・ 69

7 尿検査データの臨床応用　71

　1 食塩・カリウム・蛋白質摂取量の推測 ・・・・・・・・・・・・・・・・・ 71
　2 高尿酸血症治療薬の選択 ・・・・・・・・・・・・・・・・・・・・・・・・・ 71
　3 尿蛋白の選択性と副腎皮質ステロイド薬の反応性 ・・・・・・・・・ 72

8 腎機能検査(renal function test)　73

A. 腎機能を表す血液検査の見かた・考えかたは？ ・・・・・・・・・・・・・ 74
　1 血清非蛋白窒素化合物 ・・・・・・・・・・・・・・・・・・・・・・・・・ 75
　2 血清蛋白物質 ・・・・・・・・・・・・・・・・・・・・・・・・・・・・・・ 81
　3 ホルモン ・・・・・・・・・・・・・・・・・・・・・・・・・・・・・・・・・ 83
B. 腎機能検査の見かた・考えかたは？ ・・・・・・・・・・・・・・・・・・・・ 85
　1 糸球体濾過量(glomerular filtration rate: GFR) ・・・・・・・・・ 85
　2 腎血管・近位尿細管機能 ・・・・・・・・・・・・・・・・・・・・・・・ 93
　3 尿細管機能検査(tubular function test) ・・・・・・・・・・・・・・ 94

参考とした教科書・解説書 ・・・・・・・・・・・・・・・・・・・・・100
索引 ・・・・・・・・・・・・・・・・・・・・・・・・・・・・・・・・・・・・・101

1

急性腎障害(AKI)と尿検査・腎機能検査

　急性腎不全（acute renal failure）は，これまでその頭文字をとって ARF という略語が使われてきた．ARF とは「腎機能が急激に低下し不全状態となった結果，体液の恒常性（ホメオスターシス）が維持できなくなった状態」を示していた．これに対し，近年使われ始めた急性腎障害（acute kidney injury: AKI という概念）は，「何らかの原因により急激に腎臓の細胞に障害が加わり，機能不全に先行して比較的軽度な腎機能低下を確認できる状態」を含んだ一つの疾患概念だと言われている．AKI という概念がつくられたことにより，1）生命予後をはじめとする臨床上の問題点を明らかにすることができることと，2）多くの診療科（たとえば，腎臓内科，循環器内科，心臓血管外科，ICU など）で統一した基準による AKI の早期診断とその診断に基づいた適切な治療介入ができるようになっていることは，診療上大変有益である．

　AKI の診断・経過観察においては，尿検査・腎機能検査の結果が重要である．AKI の診断基準は，これまで早期発見と世界共通をキーワードとしていくつかの分類が報告されたが，日本腎臓学会では KDIGO（Kidney Disease: Improving Global Outcomes）分類（2010 年）を推奨している［表 1］．KDIGO 分類（2010 年）では，① 48 時間以内に血清クレアチニン（creatinine: Cr）が 0.3 mg/dL 以上増加した場合，② 血清 Cr 値がそれ以前の 7 日以内にわかっていたか，わからなくても予想される基礎値よりも 1.5 倍以上の増加があった場合，③ 尿量が 6 時間にわたって 0.5 mL/Kg 体重/時未満に減少した場合，のいずれかを満たすと AKI と診断される．AKI の典型的な臨床経過は発症期，維持期，回復期（多尿期，安定回復期）に分けられる．しかし，とくに高齢者ではこれらの時期がはっきりしないことも多く，注意が必要である．

［表1］AKI の定義と分類（KDIGO 分類）
① 48 時間以内に血清クレアチニン（sCr）が 0.3 mg/dL 以上増加した場合.
② sCr 値がそれ以前の 7 日以内にわかっていたか，わからなくても予想される基礎値よりも 1.5 倍以上の増加があった場合.
③ 尿量が 6 時間にわたって 0.5 mL/Kg 体重/時未満に減少した場合.
のいずれかを満たす場合.

定義	1. ΔsCr≧0.3 mg/dL（48 時間以内） 2. sCr の基礎値から 1.5 倍上昇（7 日以内） 3. 尿量 0.5 mL/kg/時未満が 6 時間以上持続	
	sCr 基準	尿量基準
ステージ 1	ΔsCr≧0.3 mg/dL または sCr 1.5〜1.9 倍上昇	0.5 mL/kg/時未満 6 時間以上
ステージ 2	sCr 2.0〜2.9 倍上昇	0.5 mL/kg/時未満 12 時間以上
ステージ 3	sCr 3.0 倍上昇または sCr＞4.0 mg/dL までの上昇または腎代替療法開始	0.3 mL/kg/時未満 24 時間以上または 12 時間以上の無尿

sCr: 血清クレアチニン
注）定義 1〜3 の一つを満たせば AKI と診断する. sCr と尿量による重症度分類では重症度の高いほうを採用する.
［AKI（急性腎障害）診療ガイドライン作成委員会，編. AKI（急性腎障害）診療ガイドライン 2016. 東京医学社; 2016. p3 より］

A 典型的な臨床症状は？

1）尿量の減少あるいは無尿

腎前性では早期から尿量が減少することが多く，典型的には乏尿（尿量 400 mL/日以下）を呈する. 腎性では病初期は 1,000〜2,000 mL/日の尿量を維持しているが，急性尿細管壊死（acute tubular necrosis: ATN）では乏尿ないし無尿（尿量 100 mL/日以下）を呈する. 完全無尿（0 mL/日）は，両側腎皮質壊死（bilateral renal cortical necrosis）により認められる.

2）呼吸器症状

肺水腫（尿毒症性肺 uremic lung）のため息苦しさ（呼吸困難感）や起坐呼吸（orthopnea）がみられる.

3) 消化器症状

高窒素血症（azotemia）のため食欲不振や悪心，嘔吐が認められる．ときに消化性潰瘍がみられ，出血傾向が加わって消化管出血（下血）をきたすことがある．

4) 神経・筋症状

電解質（とくに K，Ca，P）異常および脳代謝異常による全身倦怠感や昏迷，痙攣などを起こすことがある．

5) 血液・凝固系症状

体液過剰による希釈性貧血や血液凝固・血小板機能の低下による出血傾向が認められる．軽度な出血から消化管出血や脳出血を呈する高度なものまで，多彩な出血性病変を起こすことがある．

B　急性腎障害（AKI）の尿中バイオマーカーは？

AKI で用いられている尿中バイオマーカー（生体情報を数値化・定量化した指標）を［表 2］に示す．

［表 2］AKI の尿中バイオマーカー

バイオマーカー	検体	発現部位	バイオマーカーの特徴	機能
NGAL	尿	PT/DT，好中球，上皮細胞	PT の虚血障害で過剰発現	鉄の取り込み 成長/分化因子
KIM-1	尿	PT	腎障害により過剰発現 細胞外ドメイン shedding	I 型膜貫通蛋白 尿細管上皮細胞の貪食能に関与
IL-18	尿	PT, macrophage, dendritic cell, fibroblast	腎虚血障害で過剰産生，尿中へ分布	炎症 免疫調節
L-FABP	尿	PT，肝臓，小腸	虚血障害により細胞質から尿細管腔へ	過酸化脂質のスカベンジャー：脂肪酸代謝

PT: 近位尿細管，DT: 遠位尿細管．
（富野康已，小﨑繁昭 監修．臨床病理レビュー，特集 152 号，2014，p6 より，一部改変）

1) 尿中 NGAL（neutrophil gelatinase-associated lipocalin）

NGAL はリポカインファミリーに属し，活性化した好中球と近位尿細管上皮細胞に発現する分子量 25,000 の蛋白であり，AKI の早期診断に用いられている．しかし，AKI でなくても全身性のストレス（急性・慢性疾患）によって腎臓外で産生された NGAL が尿中に排泄されることがあるので注意を要する．

2) 尿中 KIM（kidney injury molecule）-1

KIM は正常腎では発現していないが，腎臓に虚血が起きると近位尿細管の刷子縁（brush border）を中心とする尿細管管腔側での発現が亢進する．次いで，尿細管管腔に shedding（分割）された細胞外ドメイン（領域）が尿中 KIM-1 として測定される．尿中 KIM-1 は NAG（N-acetyl-β-D-glucosaminidase）とともに，予後判定のマーカーとして用いられている．

3) 尿中 IL（interleukin）-18

IL-18 は近位尿細管から分泌される炎症性サイトカインであり，AKI の鑑別診断や予後判定に有用である．しかし，IL-18 の尿中への排泄速度が遅いため早期診断にはあまり向いていないとされている．

4) 尿中 L-FABP（L-type fatty acid binding protein，L 型脂肪酸結合蛋白）

L-FABP は主として肝臓や小腸，腎臓（近位尿細管）に発現するリポカインファミリーに属する脂肪酸結合蛋白である．分子量は 14,000 で，過酸化脂質のスカベンジャー（処理役）である．L-FABP は傍尿細管毛細血管の血流とよく相関することから腎虚血障害のマーカーとして用いられている．尿中 L-FABP はわが国で発見・発表されたバイオマーカーである．

しかし，AKI では腎代替療法（とくに，血液透析）が必要か否かの判断について，血液マーカー（血清 Cr 値の上昇・基礎値からの 1.5 倍上昇）や尿量の減少（乏尿・無尿）で判定することが多いため，尿中マーカーの測定は補助的であることが多い．

C AKI の原因疾患は？

1）腎前性

　　さまざまな原因（急性心筋梗塞，急性心不全など）により心拍出量が低下，あるいは体液量が減少すること（外傷や手術での大出血，高度の脱水など）で腎動脈・腎臓内への血流量が減り，腎機能は急激に低下する．

2）腎性

　　糸球体障害型や腎内血管障害型，尿細管・間質障害型があり，腎機能が急激に低下する．尿細管・間質障害型では，薬剤や全身性エリテマトーデス（SLE），シェーグレン症候群によることがある．また，急性尿細管壊死（ATN）によっても起こる．

3）腎後性

　　両側の尿路を閉塞する先天性疾患あるいは，後天性疾患（結石や腫瘍，高度な前立腺肥大症など）により腎機能が急激に低下する．

2

慢性腎臓病（CKD）と尿検査・腎機能検査

　慢性腎不全 (chronic renal failure) は，これまでその頭文字をとって，CRF という略語が使われてきた．CRF は「腎臓の働き（機能）が進行性にかつ非可逆的に低下し，腎臓が本来もっている働きである体液の恒常性（ホメオスターシス）を維持できなくなった状態」と定義された．CRF では保存期腎不全からさらに末期腎不全 (end stage kidney disease: ESKD) へと進行した場合，腎代替療法（主として血液透析か腹膜透析，腎移植）が必要になる．

　一方，最近用いられている慢性腎臓病という概念は，chronic kidney disease の頭文字をとって，CKD と言われている．この CKD は，一つの腎臓病を指すのではなく，以下のような基準を満たした患者はすべて CKD と診断される．

1. 尿所見，画像診断，血液，病理で腎障害の存在が明らか．とくに 0.15 g/gCr（クレアチニン）以上の蛋白尿（30 mg/gCr 以上のアルブミン尿）の存在が重要である．
2. 糸球体濾過量 (glomerular filtration rate: GFR) が，60 mL/min/1.73 m^2 未満．実際は，血清 Cr・シスタチン C 値と年齢，性別から推算 (estimated) GFR (eGFR) を求めている（後述，p87）．

　この 1 と 2 のどちらか，または両方が **3ヵ月以上持続**していることで診断される．ただし，GFR を正確に知ることができるゴールドスタンダードは，糸球体から完全に濾過されたのち，尿細管で再吸収も分泌もされない物質であるイヌリンを用いたイヌリンクリアランスである（後述，p91）．

A 尿検査・腎機能検査の意義は？

　CKD の診断・経過観察・治療効果判定には，尿検査・腎機能検査の結果が重要である．CKD の病期（ステージ）は，[表3] に従い行われることから CGA 分類と言われている．C とは Cause（原因），G とは GFR（糸球体濾過量），A とは Albuminuria（糖尿病ではアルブミン尿，それ以外の原因疾患では蛋白尿）を意味している．最初に C を決めるが，C には糖尿病と高血圧，腎炎（多くは糸球体腎炎），多発性嚢胞腎，移植腎，原因不明，その他が含まれる．C として糖尿病が入るが，糖尿病性腎症として入るのではない．次いで，GFR の値により G1 から G5 に分類される．初版の分類（KDIGO CKD guideline 2012）の G3 は GFR の幅が広いことから，G3a（45〜59 mL/min/1.73 m^2）と G3b（30〜44 mL/min/1.73 m^2）の 2 つに分けられた [表3, 日本人用分類]．最後に A は，糖尿病では尿アルブミン定量(mg/日もしくは，mg/gCr)，それ以外では尿蛋白定量（g/日）もしくは，尿蛋白/Cr 比（g/gCr）により A1，A2，A3 の 3 つに分けられる．糖尿病患者でアルブミン尿が認められ始めた時期から糖尿病性腎症と診断される．わが国では保険診療の関係から糖尿病ではアルブミン尿を測定することができるが，その他の疾患ではできないため代わりに尿蛋白を測定する．尿蛋白定量（mg/日）は，随時尿蛋白（mg/gCr）とほぼ一致するとされている．

B CKD の原因疾患は？

　CKD の原因疾患には，以下のように多くのものが含まれる．

1) 原発性糸球体腎炎: 慢性腎炎症候群（IgA 腎症など），急性腎炎症候群（急性糸球体腎炎），急速進行性腎炎症候群（急速進行性糸球体腎炎），遺伝性家族性腎疾患（多発性嚢胞腎，家族性菲薄基底膜症候群・良性家族性血尿など）
2) ネフローゼ症候群，難治性ネフローゼ症候群
3) 全身疾患による腎障害: ループス腎炎，IgG4 関連腎臓病，糖尿病性腎臓

JCOPY 498-01220

2 慢性腎臓病（CKD）と尿検査・腎機能検査

[表 3] 慢性腎臓病（CKD）ステージ（CGA）分類（Kidney Int. 2011; 80: 17-28）

原疾患	蛋白尿区分		A1	A2	A3
糖尿病	尿アルブミン定量 （mg/日）		正常	微量 アルブミン尿	顕性 アルブミン尿
	尿アルブミン/Cr 比 （mg/gCr）		30 未満	30〜299	300 以上
高血圧 腎炎 多発性嚢胞腎 移植腎 不明 その他	尿蛋白定量 （g/日）		正常	軽度蛋白尿	高度蛋白尿
	尿蛋白/Cr 比 （g/gCr）		0.15 未満	0.15〜0.49	0.50 以上
GFR 区分 （mL/分/ 1.73 m²）	G1	正常または高値	>90		
	G2	正常または軽度低下	60〜89		
	G3a	軽度〜中等度低下	45〜59		
	G3b	中等度〜高度低下	30〜44		
	G4	高度低下	15〜29		
	G5	末期腎不全（ESKD）	<15		

重症度のステージは GFR 区分と蛋白尿区分を合わせて評価する.
重症度は原疾患・GFR区分・蛋白尿区分を合わせたステージにより評価する．CKDの重症度は死亡，末期腎不全，心血管死亡発症のリスクを緑▮のステージを基準に，黄▨，オレンジ▮，赤▮の順にステージが上昇するほどリスクは上昇する．
（KDIGO CKD guideline 2012 を日本人用に改変）

病，痛風腎（高尿酸血症による腎障害）
4）腎の血管障害（高血圧による腎障害）: 良性腎硬化症，悪性腎硬化症
5）尿細管・間質性障害: 尿細管・間質性腎炎，尿細管性アシドーシス，中毒性（薬剤性）腎障害

　臨床の現場では，糸球体疾患が疑われた場合には，臨床経過と尿所見・腎機能検査から以下の WHO 臨床症候分類が用いられる．
・急性腎炎症候群（acute nephritic syndrome）: 急激に発症し顕微鏡的・肉眼的血尿，蛋白尿，高血圧がみられる．
・急速進行性腎炎症候群（rapidly progressive nephritic syndrome）: 血尿，蛋白尿，貧血が急性あるいは潜在性に発症し，急速に腎不全に進行する．

［表4-1］成人ネフローゼ症候群の診断基準

1　蛋白尿: 3.5 g/日以上が持続する.
　　（随時尿において尿蛋白・クレアチニン比が 3.5 g/gCr 以上の場合もこれに準ずる）
2　低アルブミン血症: 血清アルブミン値 3.0 g/dL 以下, 血清総蛋白量 6.0 g/dL 以下も参考になる.
3　浮腫
4　脂質異常症（高 LDL コレステロール血症）.

注:
1) 上記の尿蛋白量, 低アルブミン血症（低蛋白血症）の両所見を認めることが本症候群の診断の必須条件である.
2) 浮腫は本症候群の必須条件ではないが, 重要な所見である.
3) 脂質異常症は本症候群の必須条件ではない.
4) 卵円形脂肪体は本症候群の診断の参考となる.

［表4-2］小児ネフローゼ症候群の定義

用語	定義
ネフローゼ症候群	高度蛋白尿（夜間蓄尿で 40 mg/hr/m^2 以上）または早朝尿で尿蛋白・クレアチニン比 2.0 g/gCr 以上, かつ低アルブミン血症（血清アルブミン 2.5 g/dL 以下）
完全寛解	試験紙法で早朝尿蛋白陰性を 3 日連続して示すもの, または早朝尿で尿蛋白・クレアチニン比 0.2 g/gCr 未満を 3 日連続して示すもの
不完全寛解	試験紙法で早朝尿蛋白 1＋以上または早朝尿で尿蛋白・クレアチニン比 0.2 g/gCr 以上を示し, かつ血清アルブミン 2.5 g/dL を超えるもの

表 4-1, 2: 成田一衛監修, 厚生労働科学研究費補助金難治性疾患等政策研究事業（難治性疾患政策研究事業）難治性腎障害に関する調査研究班編集. エビデンスに基づくネフローゼ症候群診療ガイドライン 2020. 東京医学社: 2020, p1, 2.

・反復性または持続性血尿（recurrent or persistent hematuria）: 顕微鏡的血尿の持続が特徴であるが, ときに軽度の蛋白尿と肉眼的血尿がみられる. 遺伝性（家族性）であることもある.
・慢性腎炎症候群（chronic nephritic syndrome）: 血尿, 蛋白尿が出現し緩徐に腎不全に進行する.
・ネフローゼ症候群（nephrotic syndrome）: 高度の蛋白尿と浮腫が認められる.［表4］に成人ネフローゼ症候群の診断基準と小児ネフローゼ症候群の定義（一部抜粋）を示した.

3

尿検査（urinalysis）

　尿検査は，歴史的にもっとも古くから行われてきた重要かつ基本的な臨床検査である．尿検体は生体を少しも痛めつけることなく，しかも多量に繰り返し得ることができるため，その診断情報は莫大なものである．尿検査は，日常の臨床診療のみならず集団検査（集検）や入社時検診，生命保険加入時診査，セルフヘルスチェックなど，いろいろなところで実施されている．試験紙を用いた検査が一般的である．

A　尿はどのようにしてつくられる？

　腎臓は，① 尿の生成，② 血液中の老廃物（不要物質）や有害物質の排泄，③ 血液浸透圧の調整，④ 細胞外液量の調整，⑤ 血液 pH の調整，⑥ 血漿組成の調整などを行い身体内部環境の恒常性（ホメオスターシス）の維持に関わっている．尿は腎臓のネフロン（nephron）で生成され，体外に排泄される．ネフロンとは腎小体（糸球体＋ボウマン嚢）と尿細管をあわせたもので，腎の最小機能単位である．糸球体は片側に 100 万個あるとされていたが，最近の研究ではこの数よりもかなり少ないと報告されている．糸球体では濾過が，尿細管では再吸収と分泌が行われ，最終的に尿が生成される．糸球体で濾過された液体（濾液: 原尿という）は 1 日約 150 L であり，そのうち 1 日約 1.5 L（1.0%）が尿として排泄される．つまり，約 99% は尿細管で再吸収され体内に戻ることになる．

B　尿量の変化はどうして起こる？

　健常成人では1日800〜1,600 mLの尿を排泄する．小児は500〜1,000 mL/日である．尿量が少ない状態を乏尿・無尿という．1日400 mL以下を乏尿（oliguria），100 mL以下を無尿（anuria）という．1日0 mLを完全無尿といい，両側腎皮質壊死（bilateral renal cortical necrosis）が考えられる．一方，1日3,000 mL以上を多尿（polyuria: 尿量が多い状態）という．3,000 mL/日以上の尿量は病的である．コントロール不良の糖尿病では，高血糖のための**“浸透圧利尿”**により尿量の増加（多尿）がみられる．これは，高濃度の血中ブドウ糖を尿中に排泄させるために水も多量に排泄されることによる．また高浸透圧利尿は，浸透圧利尿薬であるD-マニトール（マンニットール®，マンニットT®など）の点滴後や尿素（urea）が上昇したときにも認められる．

1）乏尿をきたす疾患: 糸球体腎炎，急性腎不全乏尿期，急性尿細管壊死（ATN），ショック，心不全，脱水症（激しい下痢・嘔吐），尿路閉塞（尿閉）など．

2）無尿をきたす疾患: 腎機能の廃絶（腎不全），両側腎皮質壊死，尿路閉塞など．

3）多尿をきたす疾患: 尿崩症，糖尿病，慢性腎不全，急性腎不全多尿期，多飲，心因性多飲症，低K血症，高Ca血症など．

C　尿の外観で疾患はわかる？

1　色　調

　正常な尿の色調は，ウロクロムという蛋白質の分解産物による色素とウロビリン体によって黄色（麦わら色）である．しかし，同一個人でも尿量が少なければ濃縮されて褐色調が強くなり，尿量が多ければ希釈されて無色に近くなる．病的な尿の色調と主な原因疾患を［表5］に示す．

3

尿検査（urinalysis）

[表5] 病的尿の色調と原因

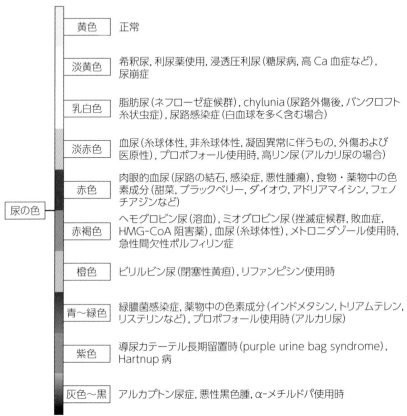

	黄色	正常
	淡黄色	希釈尿, 利尿薬使用, 浸透圧利尿 (糖尿病, 高 Ca 血症など), 尿崩症
	乳白色	脂肪尿 (ネフローゼ症候群), chylunia (尿路外傷後, バンクロフト糸状虫症), 尿路感染症 (白血球を多く含む場合)
	淡赤色	血尿 (糸球体性, 非糸球体性, 凝固異常に伴うもの, 外傷および医原性), プロポフォール使用時, 高リン尿 (アルカリ尿の場合)
尿の色	赤色	肉眼的血尿 (尿路の結石, 感染症, 悪性腫瘍), 食物・薬物中の色素成分 (甜菜, ブラックベリー, ダイオウ, アドリアマイシン, フェノチアジンなど)
	赤褐色	ヘモグロビン尿 (溶血), ミオグロビン尿 (挫滅症候群, 敗血症, HMG-CoA 阻害薬), 血尿 (糸球体性), メトロニダゾール使用時, 急性間欠性ポルフィリン症
	橙色	ビリルビン尿 (閉塞性黄疸), リファンピシン使用時
	青〜緑色	緑膿菌感染症, 薬物中の色素成分 (インドメタシン, トリアムテレン, リステリンなど), プロポフォール使用時 (アルカリ尿)
	紫色	導尿カテーテル長期留置時 (purple urine bag syndrome), Hartnup 病
	灰色〜黒	アルカプトン尿症, 悪性黒色腫, α-メチルドパ使用時

(清水芳男. 尿色調, 泡. チャート内科診断学. 富野康日己編. 中外医学社; 2009. p241, 一部改変)

黄色 (麦わら色): 正常の色調

淡黄色: 希釈尿, 利尿薬使用, 浸透圧利尿など

乳白色: 脂肪尿 (ネフローゼ症候群), 尿路感染症 (白血球を含む膿尿など)

淡赤色: 血尿 (高度な顕微鏡的血尿)

赤色: 肉眼的血尿 (尿路結石, 感染症, 腫瘍, 食物・薬物の色素成分)

赤褐色: ヘモグロビン尿 (溶血), ミオグロビン尿 (挫滅症候群) など

橙色: ビリルビン尿 (閉塞性黄疸), 薬剤 [リファンピシン (リファジン®)]
　　　使用など

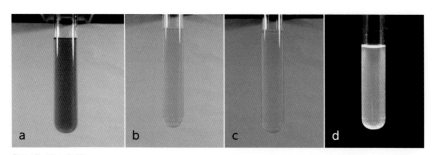

［図1］尿の色調
a. 肉眼的血尿，b. 健常者尿，c. 希釈尿，d. 細菌尿: 白色混濁.

青～緑色: 緑膿菌感染症，薬物中の色素成分など

紫色: 導尿カテーテル長期留置時 (purple urine bag syndrome)，ハートナップ (Hartnup) 病など

灰色～黒色: アルカプトン尿症，悪性黒色腫，α-メチルドパ (アルドメット®) 服用時など

2 混 濁

尿が混濁をきたす原因には，細菌の混入・存在 (細菌尿) や白血球の増加 (膿尿)，血尿，脂肪球の増加 (乳び尿)，塩類の増加，糞尿がある [図1, 表5]. 肉眼的血尿 (macroscopic hematuria) で煙状にかすんで赤褐色調にみえる尿を smoky urine といい，小児に多い溶連菌感染後急性糸球体腎炎に特徴的な所見である. しばらく放置された尿がレンガ色を示すのは，尿酸塩の析出によるものである. これは，60℃前後の湯に数分間つければ消失する.

3 泡

尿の泡立ちに影響を与えるものは，表面張力や溶質の濃度，温度，水の硬度〔硬度とは，水に溶けているカルシウムとマグネシウムの含有量を炭酸カルシウムの量に換算して表したもので，硬度＝(カルシウム量×2.5)＋(マグネシウム量×4.1) の式で計算される. 硬度が低いものは軟水，硬度が高いものは硬水である. 硬水は石鹸で泡立ちにくい〕，pH (potential of hydrogen:

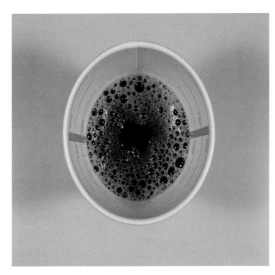

［図2］**ビリルビン尿**
黄疸による黄色の泡立った尿が
みられる.

水素イオン指数）などである．表面張力は泡の膜をつくるが，泡が長持ちす
るのは界面活性剤である．洗剤は界面活性剤でありトイレの清掃直後では，
正常な尿でも泡立つことがある．高度の蛋白尿およびビリルビン尿は，それ
らの表面張力が大きいことにより泡を認めることが多い［図2］．とくに勢い
よく排出された尿では泡の程度は著しい．また，蛋白質分子にも界面活性剤
としての作用があるとされている．ネフローゼ症候群で大量の蛋白が含まれ
た尿では大小さまざまな泡がみられ，なかなか消えないことが多い．経過の
長い患者では，尿の泡からネフローゼ症候群の再発を訴えることもある．ま
た，直腸尿道瘻の存在では空気を含んだ気尿（pneumaturia）がみられるこ
とがある.

4 臭 い

　尿の臭いの主なものは，硫黄化合物による腐敗臭とアルデヒドによる刺激
臭であるが，尿検体を放置するとこれらの物質は揮発して臭いは軽くなる．
一方，水が蒸発すると尿は濃縮され臭いはいろいろに変化する．正常な尿は
揮発性酸による特有の芳香臭（月桂樹や熟した果実などの臭い）である．ニ

ンニクやニラ，アスパラガス，アルコールの摂取後やビタミン B_1 製剤（アリナミン®）の服用後には，特有の尿臭を感じる．アンモニア臭は細菌尿にみられるが，それは細菌の尿素分解による．不快臭は尿路感染症や腐敗尿によるが，特殊な例として魚の臭いがするトリメチルアミン尿症（魚臭症候群: 遺伝子異常により消化に関する肝臓の酵素が欠如する疾患）がある．アセトン臭（甘酸っぱい臭い）は，重症糖尿病や飢餓状態で認められる．まれではあるが，先天性アミノ酸代謝異常症のカエデシロップ尿症（maple syrup urine disease）でのカエデシロップ様の芳香臭が知られている．また，フェニルケトン尿症（フェニルアラニンをチロシンという別のアミノ酸に変える酵素の働きが低下する疾患，指定難病 240）ではネズミ尿臭があり，体臭もネズミ尿臭になると言われている．

D　尿の成分は正常と異常で異なる？

尿成分は，有機成分と無機成分，酵素などからなっているが，その組成濃度は血清成分に比べ著しく変動しやすい．たとえば同一個人でも水を大量に飲めば1日尿量は 2,000 mL 近くになり，反対に飲水量を制限したり汗を大量にかけば 500 mL/日 くらいになる．それに伴い含有する成分の濃度も変化してくる．

1　正常尿での成分

正常な状態（健常者）で尿中に含まれる主な成分として，尿素やクレアチニン，尿酸，アンモニア，アミノ酸，硫酸，リン，シュウ酸，電解質（Na，K，Ca）などがある．その主なものについて概説する．

a. 尿素（urea）

尿素は蛋白質の終末代謝産物であり，肝臓で合成されたのち腎臓から排泄される．食物中の蛋白質から取り入れた窒素のうち，過剰となった分のほとんどが尿素として排泄される．

b. クレアチニン（creatinine: Cr）

クレアチニンは筋収縮時のエネルギー源となるクレアチン［MEMO］の代謝産物であり，その尿中排泄量は筋肉量により大きく変動する．しかし，クレアチニンの尿中排泄量は条件によらず各個人で一定（700〜1,500 mg/日）なので，蛋白（アルブミン）や電解質（Na，K，Cl，Ca，P，Mg），ホルモンなどの1日排泄量を知りたいときには，24時間蓄尿の代わりに得られた上記の被検物質濃度をクレアチニン濃度で割って（計算して）クレアチニン比としてみることが多い．尿中クレアチニン量自体には臨床的意味はなく，クレアチニンクリアランス（CCr）を求め糸球体の濾過機能をみることで，その価値が出てくる．

MEMO

クレアチン（creatine）とは？

クレアチンはアミノ酸の一種で，体内で合成され大部分がクレアチンリン酸として筋肉内に存在する．

c. 尿酸（uric acid）

尿酸はプリン体の最終産物であり，食物（穀物，肉，魚，野菜など）中から体内に入るだけではなく，体内の細胞・核の分解によっても産生される．尿酸は水（とくに，酸性尿）には溶けにくく尿酸結晶や尿酸塩として腎臓内や関節に沈着しやすい．その結果，腎・尿路結石や痛風腎（高尿酸血症性腎障害），急性関節炎（痛風発作）をきたしやすい．随時尿中の尿酸（UA）とクレアチニン（Cr）を測定し，UA÷Cr が 50% 以上であれば尿酸の過剰産生（プリン体の過剰摂取など）が疑われる．それ未満のときは，尿酸の尿中への排泄低下が考えられ，薬剤選択（尿酸生成抑制薬，尿酸排泄促進薬）の参考となる（後述，p72）．

d. シュウ酸（oxalic acid）

シュウ酸は1日約20 mg が尿中へ排泄されるとされている．シュウ酸カルシウム結晶の形で存在し，尿路（おもに尿管）結石の原因となっている．シュ

ウ酸を多く含む食品には，ホウレン草やさつまいも，レタス，ブロッコリー，春菊，ピーナッツ，チョコレート，コーヒー，紅茶，緑茶，ココアなどがある．いずれも食べすぎは結石の原因となるので，よくないと言われている．

e. 電解質（Na, K, Cl, Ca, P, Mg）

尿中の Na 値は塩分摂取量にほぼ比例する．NaCl については，高血圧症との関連から尿中食塩（塩化物）の測定が行われている．現在は外来診療において食塩摂取量を簡便に測定できるようになっている（スポット尿による食塩・カリウム摂取量推定ツール．日本高血圧学会減塩・栄養委員会）．またソルトペーパー（ウロペーパー"栄研"ソルト®，ソルセイブ®，カンタブ®）などの簡易検査も市販され，在宅でも測定に用いられている．尿中 Ca は多発性骨髄腫やサルコイドーシス，ウィルソン病，副甲状腺腫瘍などで増加する．小児の微小血尿（原因がよくわからない血尿）患者で先天性高カルシウム尿症（Ca 4 mg/kg 体重/日以上または Ca/Cr 比 0.25 以上）の存在が指摘されている．Mg については，アルコール中毒での低下が知られている．

2　病的尿での成分

病的状態で尿中に含まれる成分として，蛋白質やグルコース（ブドウ糖），ケトン体，ビリルビン，ウロビリノゲン，血球（赤血球，白血球，血小板）などがある．詳細については後述する（p25〜41）．

3　尿検査(urinalysis)

4

尿試験紙法定性検査

　尿試験紙は，尿に一瞬浸すだけで簡単に検査することができ情報がただち
に得られるため，診療や健（検）診の現場で広く用いられている．無侵襲で
あることから何度も繰り返し検査することができるので大きな役割を果たし
ている．尿試験紙法（dip and read stick, dip stick）は，比重（尿中陽イオ
ン），pH，蛋白，糖（ブドウ糖），潜血（ヘモグロビン，ミオグロビン），ケ
トン体，ビリルビン，ウロビリノゲン，亜硝酸塩（細菌尿），白血球エステ
ラーゼを調べることができる［図 3A］．

　新鮮な尿に試験紙を浸し，決められた反応時間に従い色調表で判定する
［図 3B］．陰性（−），痕跡（±），1（＋），2（＋），3（＋），4（＋）などと判
定する．しかし，試験紙の正しい保管法や操作法，判定法などの基本的事項
を守らないと正確な結果を得ることはできないので注意を要する．

A　尿比重とは？

　尿比重は，尿中に含まれている溶質（溶液中に溶け込んでいる物質）の質
量を表している．腎臓は血液の浸透圧を正常に維持するために濃縮尿をつ
くったり，希釈尿をつくることで調節をはかっている．その働きは，主に腎
髄質のヘンレ（Henle）係蹄および遠位尿細管での counter-current（対向
流）系で行われるが，そこには下垂体後葉ホルモン（抗利尿ホルモン anti-
diuretic hormone: ADH，バゾプレッシン）が関与している．尿比重の測定
は，以下のような状態を知る重要な手がかりとなる．

検査に使われる道具 調べる項目

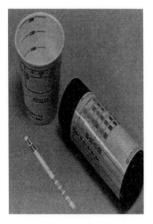
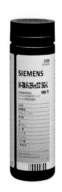
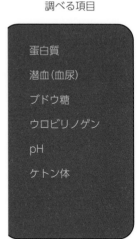

蛋白質

潜血（血尿）

ブドウ糖

ウロビリノゲン

pH

ケトン体

N-Multisticks SG-L「10 subjects」

[図 3A] **尿定性検査（試験紙法）**

「蛋白質」「潜血」「ブドウ糖」や肝機能障害を示す「ウロビリノゲン」，酸性とアルカリ性の
バランスを示す「pH」，重症糖尿病でみられる「ケトン体」なども調べることができる.

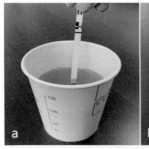
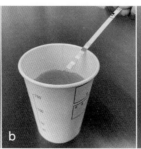
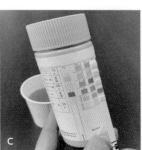

[図 3B] **尿試験紙の使い方**

尿試験紙法の基本は dip and read である.

a．新鮮尿を攪拌後試験紙を 1〜2 秒完全に浸す.
b．尿コップの端で余分な尿を静かに落とす.
c．次いで，記載された判定時間を守り判定する.
　　ただし，判定時間は検査項目によって異なることに注意する.

4

尿試験紙法定性検査

[表6] 高比重尿・低比重尿をきたす状態・疾患

尿比重・尿浸透圧	疾患
高比重尿 （1.030 以上） 高浸透圧尿 （850 mOsm/kg 以上）	水分摂取制限 高張液輸液後 脱水症 腎不全無尿期 高分子化合物（腎盂造影剤，血漿 増量薬など）排泄（比重のみ）
低比重尿 （1.010 以下） 低浸透圧尿 （200 mOsm/kg 以下）	水分大量摂取 利尿薬投与 尿崩症 腎不全利尿期 腎盂腎炎

① 腎の濃縮力が正常か？　それとも異常か？
② 脱水状態か？　水分過剰摂取状態か？
③ 異常物質の排泄はないか？

　健常者の尿中に含まれる有形成分のうち主な成分は食塩（10〜15 g/日）と尿素（15〜30 g/日）であり，尿比重は主としてこの2成分により支配されている．
　尿比重の測定には，屈折計による方法（尿比重が尿の屈折率によく比例することを応用したもの）と試験紙を用いる方法（尿の比重は主として尿に含まれる食塩の濃度に比例するので尿中 Na^+ を化学的に測定し，呈色反応から間接的に測定するもの）がある．尿比重の基準値は通常 1.015〜1.025 であるが，尿量により変化する．随時尿や蓄尿では，1.030 以上および 1.010 以下が異常である．尿比重を測定するときは必ず尿量も測定する．高比重で尿量が多ければ糖尿病が，低比重で尿量が多ければ尿崩症が，低比重で尿量が少なければ腎障害が疑われる．高比重尿および低比重尿をきたす状態・疾患を [表6] に示す．また，1.010 前後の低比重が持続する尿を等張尿（isotonic urine）といい，腎臓が尿の濃縮も希釈もできなくなった状態である．これは，腎不全の重要な指標である．フィシュバーグ（Fishberg）濃縮試験では，尿比重が3回の分画尿のどれか一つでも 1.025 以上（50歳以上では，1.022

以上）を示せば正常とみなすことができる（後述，p96）．濃縮尿（尿比重 1.030 以上）は一般に濃褐色調を，希釈尿（尿比重 1.010 以下）は一般に水のような薄い色を呈する．尿蛋白陰性の可能性が高いのに痕跡（±）以上のときは濃縮尿による試験紙の着色が，血尿の可能性があるのに尿沈渣に赤血球が認められないときは低比重尿が疑われる．妊娠しているのに尿妊娠反応が陰性である場合は，低比重尿（希釈尿）による偽陰性が疑われる．

1 尿比重と尿浸透圧の関係は？

尿が濃縮されている状態なのか，あるいは希釈されている状態であるのかは，実際は尿に含まれる固形成分の数に支配されている．尿比重は溶質内に含まれる粒子の重量（g 数）に比例する．それに対し浸透圧は，単位面積あたりの溶媒（物質をとかして溶液をつくるのに使う液体）に含まれる溶質の分子の総数（モル数）に比例する．すなわち，低分子の Na^+ も高分子の蛋白もそれぞれ 1 分子は水と等価で結合するので，生体の水の出入りをみるには尿浸透圧の観察のほうが優れていると言える．しかし，尿比重と浸透圧とは通常はきわめてよく相関するので，一般臨床では比重の測定で十分である．ただし，尿中に腎盂造影剤や血漿増量薬であるデキストラン製剤（低分子デキストラン糖®，低分子デキストラン L®）などの化合物を含んでいると，比重は高いが浸透圧は正常という乖離現象がみられるので注意を要する．

尿浸透圧の測定法には氷点降下法と蒸気圧降下法があるが，前者が広く用いられている．基準値は 50〜1,300 mOsm/kg ［MEMO］と幅が広いが，通常は 500〜800 mOsm/kg の範囲にある（血液浸透圧は 280 mOsm/kg 前後と固定されている）．尿浸透圧が 850 mOsm/kg 以上は濃縮尿であり，200 mOsm/kg 以下は希釈尿である．正常腎には尿を濃縮・希釈する能力があり，水制限により濃縮された場合は最高 1,300 mOsm/kg になり，水利尿により尿が希釈されたときは最低 50 mOsm/kg になる．等張尿は腎不全の重要な所見で，腎臓は濃縮力も希釈力も失っている状態であり，尿浸透圧は 280 mOsm/kg 前後になり血液浸透圧と近くなる．

MEMO

尿浸透圧（urine osmolality or urine osmolarity）の単位は？

　尿浸透圧の単位は mOsm/kg・H_2O と mOsm/L・H_2O の両者で表現され，英文では前者は osmolality，後者は osmolarity と区別される（H_2O は省略することがある）．しかし，尿は 1 kg≒1 L なので両者の測定値はほぼ同じである．

B　尿反応（pH: 水素イオン指数）とは？

　健常者では，通常の食事をとっているときの尿 pH は 4.6〜7.5 であり，平均は 6.3 と弱酸性である．一方，血液 pH は 7.4 と固定されている．したがって，血液成分が腎臓で濾過されて尿に出てくるまでには，pH 7.4 から 6.3 へ低下するという変化が起こらなくてはならない．生体内には多量（1 mEq/kg）の酸が産生されており，尿細管が水素イオン（H^+）を排泄して血液 pH の恒常性（ホメオスターシス）を維持している．すなわち，尿細管は血漿中の重炭酸イオン（HCO_3^-）濃度を正常に維持するため，① 糸球体で濾過された重炭酸イオン（HCO_3^-）の再吸収と，② 代謝で生じた酸と同等量の水素イオン（H^+）を滴定酸（主として NaH_2PO_4）およびアンモニウムイオン（NH_4^+）としての排泄を行っている．尿 pH は一般に蛋白質（肉食）摂取の多いときは低く，植物性食品の多いときは高くなる．なお，尿を放置すると細菌（大腸菌，プロテウス菌，緑膿菌など）の有する尿素分解酵素（ウレアーゼ）の働きにより尿素が分解されてアンモニアとなりアルカリ性に傾くので，新鮮尿で検査する必要がある．ただし，真菌が増加しかつ尿糖が陽性の場合には，"発酵"により尿 pH は酸性に傾く．試験紙法では pH 5.0〜8.5 まで大まかな測定ができるので一般診療で活用できる．

　持続性の酸性尿やアルカリ性尿は，病的と考えられる．また結石症の治療を目的とした薬剤（アルカリ化製剤: 重曹®，ウラリット-U®，ウラリット®）や食事などにより尿 pH が変化することがある．尿 pH の変動をきたす疾患・状態を［表7］に示す．なお，尿細管性アシドーシスは尿細管における重炭素イオン（HCO_3^-）の再吸収障害や水素イオン（H^+）の排泄障害により

[表7] 尿 pH の変動をきたす疾患・状態

持続性酸性尿	糖尿病性アシドーシス，脱水症（はげしい下痢，飢餓，発熱など），呼吸性アシドーシス（肺気腫，気管支喘息など），フェニルケトン尿症，アルカプトン尿症
持続性アルカリ尿	尿路感染症（プロテウスなど），呼吸性アルカローシス（過呼吸，心不全），代謝性アルカローシス（アルカリ過剰摂取，激しい嘔吐による胃酸損失），腎不全，アルドステロン症，尿細管性アシドーシス，副腎皮質ホルモンや降圧利尿薬服用時
治療目的での尿酸性化	結石治療（リン酸 Mg・炭酸 Ca・リン酸アンモニウム Mg 結石），尿路感染症の治療（尿素分解菌），浮腫治療（水銀利尿薬投与）
治療目的での尿アルカリ化	結石治療（シュウ酸・シスチン・尿酸による結石），尿路感染症の化学療法時（サルファ剤など）

1) 尿を酸性に維持するには，酸性食品（肉類など蛋白質や穀類など糖質に富む食品）の摂取，薬剤投与（塩化アンモニウムなど）が行われる．
2) 尿をアルカリ性に維持するには，アルカリ性食品（野菜，果物など）の摂取，薬剤投与（クエン酸カリウム，重曹など）が行われる．
（伊藤機一，富野康日己．症例から学ぶ尿検査の見かた・考えかた　第3版．医歯薬出版: 1996, p17 より一部改変）

4 尿試験紙法定性検査

代謝性アシドーシスを呈する疾患群であるが，尿 pH は中性からアルカリ性を示すことに注意する．

尿定性試験が真の値を示すには，尿 pH が弱酸性下（pH 6.0 前後）であることが望ましい．強アルカリ尿下では，蛋白は試験紙法で偽陽性を示し，スルホサリチル酸法では偽陰性となる．また，試験紙による尿比重測定では，尿 pH が 6.5 以上のときは測定値に 0.005 を加える必要がある．尿中結晶の出現は尿 pH によって一定の傾向があるため，尿 pH を知ることは結晶の診断にも有用である．

C　尿蛋白（urinary protein）とは？

健常者でも少量（40〜80 mg/日）の蛋白が尿中に排泄される（上限 100〜150 mg/日）が，試験紙法では検出されない．測定法により異なるが健常者の尿蛋白の 1/2 は血漿蛋白に由来し，分子量が比較的小さく（7 万以下）絶

対量の多いアルブミンが出現しやすい．そのほかには，ムコ蛋白（α_1-酸性糖蛋白など）やトランスフェリン，IgG などが排泄される．残り 1/2 は尿細管に由来する蛋白で，その代表が尿円柱の基質となっている Tamm-Horsfall（T-H）ムコ蛋白である．T-H ムコ蛋白は，酸可溶性蛋白に含まれる[MEMO]．尿中に蛋白が排泄される機序は，糸球体基底膜（glomerular basement membrane: GBM）のふるいの目（pore）と蛋白分子の大きさとの関係と，蛋白および GBM の荷電状態（charge）が関与している．アルブミンよりも大きな高分子蛋白は，GBM のポア（ふるいの目）よりも大きいため濾過を受けにくくなっている．これはサイズ障壁（size barrier）と呼ばれている．また，アルブミンのような分子量が小さくても陰性に荷電している物質は，GBM にある陰性荷電の反発を受けて濾過されにくくなっている．これは荷電障壁（charge barrier）と呼ばれている．

　尿定性検査には試験紙法のほかに，スルホサリチル酸法と煮沸法があるが，試験紙法がもっとも広く行われている．試験紙法は pH 指示薬による溶液の pH 測定に際し溶液中に蛋白が存在すると，蛋白分子の遊離アミノ基が pH 指示薬と結合して発色し，真の pH として表されないことを利用したものである．尿蛋白検査試験紙は，多くのメーカーで販売されているが，陰性（−），痕跡（±）（10〜20 mg/dL 前後），（＋）（30 mg/dL），2（＋），3（＋），4（＋）と判定する．どのメーカーも尿蛋白試験紙の（＋）は，30 mg/dL のアルブミンを検出するようになっている．尿蛋白検査試験紙は，アルブミンに対して特異度が高く鋭敏（10 mg/dL 以上）に反応する．しかし，β_2-ミクログロブリンや免疫グロブリン，ムコ蛋白，ベンスジョーンズ〔Bence Jones（BJ）〕蛋白は，200〜250 mg/dL 以上の高濃度にならないと反応しない．スルホサリチル酸法は測定感度がもっとも高く，本法で陰性なら"尿蛋白陰性"と断言してよいとされている．煮沸法はもっとも古典的な方法で，感度は鈍いが蛋白に対する特異性はもっとも高い．尿定性検査で蛋白陽性を示した場合には，通常定量検査が行われる．尿蛋白の定量を行う場合には，前述のように尿中クレアチニンも同時に測定し尿蛋白/Cr 比（g/gCr 量）を求める．尿蛋白定量法には多くの方法があるが，ピロガロールレッド比色法（PR-Mo 法）とクマシーブルー G-250（CBB-G250）法が多用されている．

尿中酸可溶性蛋白（acid soluble protein, ASP）

　酸可溶性蛋白は，スルホサリチル酸や過塩素酸などの強酸には凝固・沈殿せずに溶解する蛋白で，ウロムコイド（uromucoid）とも言われている．血清由来の ASP の主成分は，分子量 45,000 の血清 α_1-酸性糖蛋白と分子量 80,000 のトランスフェリンであり，尿細管上皮細胞から分泌される Tamm-Horsfall（T-H）ムコ蛋白もこれに含まれる．健常者の尿中に存在する少量の蛋白の約 75% は，T-H ムコ蛋白であると言われている．T-H ムコ蛋白は各種腎疾患で増減するので診断的役割が期待されている．また，T-H ムコ蛋白は少量の血漿蛋白とゲル状に凝固沈殿し円柱の基質や結石形成の抑制因子となっていることはよく知られている．具体的には，結石の核形成や結晶の成長・凝集を抑制するとされている．ASP 量は，尿試料にスルホサリチル酸を加え凝固・沈殿させ，ついで蛋白を遠心除去したのち上清部分に残っている蛋白を色素法により定量する．標準物質としてヒト血清より塩析したムコ蛋白を使用する．この方法で各種腎疾患における尿中 ASP 量をみると，急性腎障害（AKI）では著増し，慢性腎不全やループス腎炎，急性尿細管障害では中等度の増加が認められる．しかし，いずれも腎機能の回復とともに基準値に戻る傾向があるとされている．

4

尿試験紙法定性検査

1　尿蛋白陽性とその解釈

a. 生理的（体位性）蛋白尿とは？

　腎臓や尿路系に器質的病変がないのに軽い運動後や入浴後，発熱時に一過性に出現する良性の蛋白尿を生理的（機能性）蛋白尿という．また，起立性あるいは体位性蛋白尿も生理的蛋白尿である［表8］．これらは治療を必要としないが，尿中に出現する蛋白の内容は病的蛋白尿と変わらないので集団検診（集検）時に問題となることが多い．学童集検では，起立性蛋白尿を否定するためと腎疾患の早期診断のために，検査試料として早朝第1尿を用いたほうがよいと思われる．起立性蛋白尿とは「臥位においては有意な尿蛋白は認められず，立位や上体を反った体位をとった後において，はじめて尿蛋白

[表8] 蛋白尿の分類と成因

分類		成因
生理的蛋白尿	機能性蛋白尿	運動，発熱，入浴など
	体位性蛋白尿	起立性，前彎性など
病的蛋白尿	腎前性蛋白尿	ヘモグロビン尿，ミオグロビン尿，ベンスジョーンズ蛋白，心不全，甲状腺機能亢進症など
	腎性蛋白尿 糸球体性	糸球体腎炎，腎硬化症，糖尿病性腎症，膠原病，アミロイド腎，クリオグロブリン血症，妊娠高血圧腎症など
	腎性蛋白尿 尿細管性	尿細管間質性腎炎，ファンコニ症候群，薬剤性腎障害，水銀中毒，カドミウム中毒など
	腎後性蛋白尿	尿路感染症，尿路結石症，尿路悪性腫瘍など

を認める現象」とされている．つまり，早朝第1尿での尿蛋白陰性と登校（または，来院）時の尿蛋白陽性の確認で診断される．

b. 病的蛋白尿（pathological proteinuria）を示す疾患は？

　病的蛋白尿をきたす疾患は，その発現機序から［表8］のように3つに区分（腎前性，腎性，腎後性）されている．

1) 腎前性蛋白尿

　　腎臓自体に病変はないが，糸球体濾過以前に増量した比較的低分子の蛋白が糸球体の小孔（pore; ふるいの目）を通過して尿中に出現した状態である．α_1-酸性糖蛋白は感染症や悪性腫瘍，膠原病などで血中に増加するが，その分子量が小さいため容易に尿中に排泄される．また，多発性骨髄腫では BJ 蛋白［MEMO］や H 鎖フラグメントが，血管内溶血の亢進ではヘモグロビンが，筋線維の高度の破壊（挫滅）ではミオグロビンが尿中に出現する．

2) 腎性蛋白尿

　　糸球体や尿細管の障害により出現する蛋白尿であり，さらに次の2つに分けられる．

① 糸球体性蛋白尿 （glomerular proteinuria）

　臨床的にもっとも高頻度にみられる臨床上大変重要な蛋白尿であり，蛋白量も一般に多い．これは障害された糸球体基底膜（GBM）からこぼれ出た蛋白であり，まず比較的分子量が小さく量的に多いアルブミンが排泄される．そのほかには，α_1-酸性糖蛋白やトランスフェリン，IgG が尿中に失われる．糸球体の障害には前述のように GBM の pore すなわち"ふるいの目"が粗くなること（サイズ障壁の障害）と選択的透過性の喪失（荷電障壁の障害）がある．疾患により失われる蛋白の種類は一様ではないが，アルブミンが主体である．したがって，糸球体病変の大部分にみられる蛋白尿は，糸球体性蛋白尿の範疇に含まれる．

　多くの糸球体疾患（腎炎）では蛋白尿（糸球体性蛋白尿 glomerular proteinuria）がみられるが，その濃度の幅は広い．ネフローゼ症候群の徴候は蛋白尿であり，成人では 1 日 3.5 g 以上または 3.5 g/gCr 以上で診断基準に含まれる［表4］．また，ネフローゼ症候群におけるステロイド治療効果を予測する方法として selectivity index（SI: 尿蛋白の選択指数）がある．これは IgG とトランスフェリンのクリアランス比（C_{IgG}/C_{trans}）で表され，この比が 0.2 以下の場合には尿中アルブミンは多いが高分子の蛋白は少なく副腎皮質ステロイド薬によく反応するとされている（後述，p73）．また，糸球体の病変が高度になると α_2-マクログロブリンなどの高分子蛋白も失われ，尿蛋白組成は血漿蛋白組成と類似してくる．

　学校や職場での定期健（検）診時や生命保険加入診査などで初めて偶然にみつかる蛋白尿をチャンス蛋白尿（chance proteinuria）という〔ちなみに偶然にみつかる血尿の場合は，チャンス血尿（chance hematuria）である〕．その大部分は予後良好の生理的または無症候性蛋白尿であるが，なかには IgA 腎症や膜性腎症，糖尿病性腎症である可能性もあり，また高度な蛋白尿が持続する患者は末期腎不全（end stage kidney disease: ESKD）へと進行することが多いので追跡観察と治療が必要である．糖尿病性腎症では尿中アルブミンが病初期から軽度（30〜299 mg/日，30〜299 mg/gCr）に増加する．これは微量アルブミン尿（microalbuminuria）といわれ，糖尿病性腎症の早期診断と経過観察に役立っている．しかし，「微量アルブミ

ン」という物質（蛋白質）はなく，ごく微量のアルブミンが尿中に認められた場合を微量アルブミン尿と表現している．この濃度は試験紙法では測定感度以下であるため RIA（ラジオイムノアッセイ：放射免疫測定法）やラテックス比濁法などの免疫学的測定が必要である．典型的な糖尿病性腎症では，糖尿病と診断されてから微量アルブミン尿期・顕性蛋白尿期を経て腎不全期へと進行する．しかし最近は，糖尿病で微量アルブミン尿や蛋白尿はみられないか，みられても少ないのに腎機能が低下していく患者群が報告され，糖尿病性腎臓病（diabetic kidney disease: DKD）と呼ばれるようになっている．

② 尿細管性蛋白尿（tubular proteinuria）

尿細管性蛋白尿は糸球体障害が軽度，あるいはない状態であるが，尿細管の病変が高度なときに認められる蛋白尿である．

尿細管性蛋白尿には，分子量の小さい（1万5千〜5万）血漿蛋白，すなわち β_2-ミクログロブリン（β_2-m: 分子量 11,800），α_1-ミクログロブリン（α_1-m: 分子量 33,000），レチノール結合蛋白（ビタミン A_1 を結合し肝臓で合成される．分子量 21,000），リゾチーム（ムラミダーゼ：単球性白血病で増加することがある．分子量 15,000）が含まれる．これらの蛋白は容易に（約 95％）糸球体を通過し正常では大部分が尿細管で再吸収されるが，尿細管に障害があると十分には再吸収しえないため尿中に増加することになる．

β_2-ミクログロブリンは主として正常リンパ球，一部顆粒球が産生する蛋白で分子量は 11,800 である．測定は免疫法で行われ尿中基準値は 30〜100 mg/日（5〜250 μg/L）以下である．α_1-ミクログロブリンは分子量 33,000 の糖蛋白で，尿中基準値は 2 mg/日以下（男性 1.0〜15.5 mg/L，女性 0.5〜9.5 mg/L）である．β_2-ミクログロブリンと α_1-ミクログロブリンはともに，腎の慢性重金属中毒（カドミウム中毒や水銀中毒などによる近位尿細管障害）やファンコニ（Fanconi）症候群，ウィルソン（Wilson）病，アミノ配糖体系抗菌薬などによる急性尿細管壊死（ATN）患者の尿中に増量する．つまり，尿中アルブミン量が正常か軽度増加で，尿中 α_1-ミクログロブリンの増加が認められれば尿細管障害と考えられる．しかし一

方，進行した糸球体病変が尿細管にも障害が波及した場合には，尿細管由来の蛋白も認められるようになる．β_2-ミクログロブリン値は尿の pH が5.5 以下の酸性尿では不安定であることから，安定性のある α_1-ミクログロブリンの測定がなされるようになっている．しかし，α_1-ミクログロブリンの測定は，β_2-ミクログロブリン値のそれよりも高価である．

3）腎後性蛋白尿

尿路粘膜や性器由来の蛋白であり，ムチンやアルブモーゼ，酢酸体などをいう．尿路や性器の感染症や結石，腫瘍（癌）などにより出現する．

MEMO

ベンスジョーンズ（Bence Jones 蛋白（BJ 蛋白））とは？

BJ 蛋白は分子量 45,000 の病的蛋白で，免疫グロブリン軽鎖（L-chain）の 2 量体などより成っている．分子量が比較的小さいので容易に尿中に出現してくる．

●BJ 蛋白の検出法

① 尿を試験管にとり酢酸緩衝液を加えて pH 5 前後とし，56℃温水中で温める．

② 15 分間の加熱により白濁・凝固を生じた場合には，BJ 蛋白が疑われる．

③ さらに 100℃で 3 分間加熱し，白濁・凝固の消失または減少を確認する．なお，スルホサリチル酸法で陰性尿であれば，BJ 蛋白は存在しないと判断してよいとされている．BJ 蛋白の詳しい同定には免疫学的手法を必要とする．

●BJ 蛋白の測定意義

尿中 BJ 蛋白は多発性骨髄腫や原発性マクログロブリン血症の約半数に，BJ 型多発性骨髄腫のほぼ全例に陽性を示すとされている．そのほか，アミロイドーシスや悪性リンパ腫，慢性リンパ性白血病でもまれに認められる．

4 尿試験紙法定性検査

D 尿糖(urinary glucose)とは？

尿糖にはブドウ糖（グルコース）やガラクトース，果糖，五炭糖（ペントース），キシルロース（ケトース．五炭糖に分類される単糖類の一つ），乳糖などが含まれるが，尿糖といえば一般にブドウ糖尿（glucosuria）のことである．

1 健常者の尿中ブドウ糖

腎臓でのブドウ糖排泄閾値は170 mg/dL 前後であり，血糖値がこれを超えると尿中に排泄される．生理的にも1日当たり200 mg 前後の糖が尿中に排泄されるが，通常の検査では検出されない．しかし健常者でも，過食後やブドウ糖静注後，高度の精神的ストレスを受けたとき，胃切除後患者などでは一過性の尿糖をみることがある．妊婦は妊娠後期に生理的な尿糖陽性を呈するが，これは糖排泄閾値の低下によるとされている．また，妊娠では循環血液量の増加に伴い糸球体濾過量（GFR）も増加し尿細管濾液（原尿）中のブドウ糖濃度が上昇するため，血糖値が正常でも尿糖が出現することがある．

2 採尿時間

検査の対象となる尿検体は，① 早朝第1尿（朝起きがけの尿），② 食前尿（毎食前），③ 食後2時間尿，④ 就眠前尿，⑤ 24時間蓄尿，⑥ 随時尿（外来患者）と多数あるが，それぞれ目的に応じて提出される．とくに③ 食後2時間尿は，糖尿病のスクリーニング検査として重要である．⑥ の随時尿で尿糖陽性を示すのは，糖尿病や腎性糖尿，二次性糖尿（膵癌，膵炎，副腎皮質ステロイド薬服用，肝硬変，感染症など）とさまざまであるが，① 早朝第1尿や② 食前尿（空腹時尿）での尿糖陽性は糖尿病（diabetes mellitus）である確率が高い．

3 試験紙法（定性・半定量検査法）

尿糖検査法として多用されているのは，ブドウ糖に特異性の高い試験紙法である．そのほかに，還元法と定量検査法がある［MEMO］．試験紙法は国

際的にもっとも広く用いられている尿糖検査法である．試験紙にはブドウ糖酸化酵素が含まれているので酵素試験紙と呼ばれている．これは尿中の真のブドウ糖量を得る最良の方法であり，ブドウ糖を特異的に検出する．現在多くの製品があり，一般的には尿中ブドウ糖1+（100 mg/dL）から検出できる．しかし，本法は還元作用を有するビタミンC（シナール®，ハイシー®など）やL-DOPA（ドパストン®，ドパゾール®）などの共存物質があると偽陰性反応を示すので注意を要する．また酵素試験紙には反応停止液が含まれていないため時間経過とともに反応は進むので，肉眼判定では判定規定時間を守ることが重要である．

4 尿糖陽性とその解釈

　尿糖が陽性のときは，1）過食をしなかったか，2）食後の尿検体ではないか，3）妊娠していないか，4）腎疾患はないか，などを確認する．ついでHbA1cの測定や75 gブドウ糖負荷試験を行って糖尿病を診断する．尿中ブドウ糖が陽性を示す疾患には，高血糖性糖尿と非高血糖性糖尿（腎性糖尿，腎不全，妊娠，ファンコニ症候群など）があるため，糖尿の原因イコール糖尿病ではない．

MEMO

尿糖還元法

　還元法は古典的な尿糖検査法で，その代表はベネディクト法およびその改良法である．ブドウ糖をはじめとする多くの尿糖が「アルカリの存在下で還元作用を有する」ことを利用した方法である．最近では，還元法は尿中ブドウ糖測定よりも未熟児や新生児にみられる生理的な（一部，先天性の）ガラクトース尿や果糖尿，五炭糖尿，乳糖尿およびアルカプトン尿（尿中ホモゲンチジン酸増加）の検出に用いられている．

4
尿試験紙法定性検査

尿糖定量検査法

　尿糖の定量検査は，糖尿病の治療方針の決定や治療効果の判定には欠くことができない検査である．尿糖定量法には多種類があるが，わが国でもっとも採用頻度の高いのは，酵素法〔ブドウ糖酸化酵素法（電極法，比色法）〕，ついでヘキソキナーゼ UV 法である．

E　尿潜血反応［試験紙法］（urine occult blood reaction）とは？

1　赤血球（red blood cell）

　尿潜血反応は，ヘモグロビン（Hb）の有するペルオキシダーゼ様作用を応用したものである．試験紙に含まれている過酸化物を Hb のもつペルオキシダーゼ作用により分解し，生じた活性酵素により試験紙に含まれている色原体（無色）を酸化型色原体（発色）とする方法である．本反応は，同じペルオキシダーゼ様活性を有するミオグロビンにも反応することに注意すべきである．

　試験紙法の検出感度は，一般に尿中 Hb 濃度として 15 μg/dL，無損傷赤血球の個数でみると約 5 個/μL，溶血赤血球で 10 個/μL とされている．尿沈渣鏡検下（400 倍）1 視野（HPF）当たりの赤血球の個数でみると 3〜5 個で陽性を示す．計算板法で数えた尿中赤血球数と試験紙法による潜血反応との関連性をみると，赤血球数が 10 個以上/μL では潜血反応とよく一致するが，4 個以下/μL での一致率は悪いとされている．

a. 血尿をきたす疾患

　血尿（hematuria）は，肉眼的血尿と顕微鏡的血尿に分けられる［図 4］．

1）肉眼的血尿（macroscopic hematuria）

　目でみて明らかに血尿とわかる状態［図 1a］で，尿 1 L 中に 1 mL 以上の

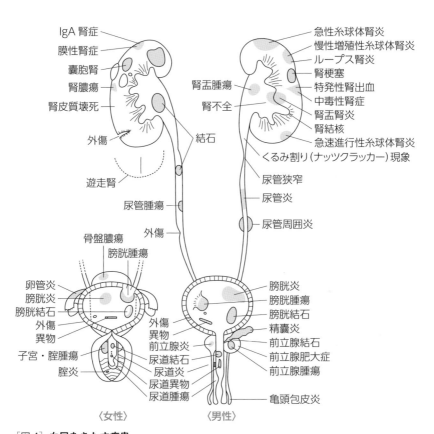

4
尿試験紙法定性検査

[図4] **血尿をきたす疾患**
糸球体腎炎をはじめ多くの疾患が血尿の原因となる.

　血液が混入したときに認められる．内科的疾患では急性糸球体腎炎（とく
に溶連菌感染後急性糸球体腎炎）やIgA腎症，ループス腎炎，出血性素因
にみられる程度と少なく，大部分は泌尿器科系の疾患（結石，炎症，外傷，
腫瘍など）で認められる．肉眼的血尿をみた場合には，尿細胞診と超音波
検査・CT検査などにより腎・尿路系の悪性腫瘍と結石の有無を精査する
必要がある．
　最近，新型コロナウイルス感染症（COVID-19）対策として行われてい
るワクチン接種後に肉眼的血尿が出現する患者がいることが注目されてい

る．腎生検実施症例では IgA 腎症患者が多く，腎生検未実施で mRNA ワクチン接種後肉眼的血尿が出現した患者に腎生検を行った場合には，ほとんどが IgA 腎症であったことが確認されている〔Clin Exp Nephrol. 2021; 1-7, 日腎会誌. 2022; 64: 4-8〕．mRNA ワクチンが IgA 腎症を引き起こしたのか，あるいはワクチンにより IgA 腎症が急に燃え上がった（flare up）ものなのか，議論されている．

2) 顕微鏡的血尿（microscopic hematuria）

肉眼的に血尿はみられないが，尿沈渣を観察し強拡大（400 倍）視野で1 視野（HPF）5 個以上を認めた場合を顕微鏡的血尿という．顕微鏡的血尿を持続的に認めるが臨床症状のないものを"微小血尿"（無症候性血尿）といい，その大部分は治療を要さない．しかし，一部には糸球体腎炎（IgA 腎症，菲薄基底膜病 thin basement membrane disease など）が含まれているので注意を要する．軽度な顕微鏡的血尿が持続しているため慢性糸球体腎炎として経過観察されていた患者が疼痛や感染症（咽頭炎，腸炎など）もないのに急にその程度が悪化した場合には，腎・尿路系の悪性腫瘍を疑い尿細胞診や腎超音波・CT 検査などにより精査する必要がある．また，高度な顕微鏡的血尿が持続してみられる患者（とくに，高齢者）でも上記疾患を疑って検査を進めるべきである．

小児の微小血尿には先天的に高カルシウム尿を合併していることがあり，尿沈渣ではシュウ酸カルシウム結晶が多く認められる（後述，p68）．

b. 尿潜血反応と尿沈渣赤血球数不一致の原因

尿潜血反応と尿沈渣赤血球数は両者の測定原理が異なることから，以下の状態では結果の不一致が起こりうることを知っておくべきである．日常の検体では約 2〜3% に起こるとされている．尿潜血反応 1（＋）は，尿沈渣赤血球 20 個/μL である．

① 尿沈渣赤血球陰性で潜血反応陽性のとき

尿が古いときや高度のアルカリ性尿，低張尿，ヘモグロビン（Hb）尿，ミオグロビン尿，高度の細菌尿，高度の白血球尿，精液の混入，過酸化物（オ

キシドールなど）の混入，尿沈渣赤血球を見落としたときなどがあげられる．
② 尿沈渣赤血球陽性で尿潜血反応陰性のとき

　高比重尿や試験紙の劣化，粘液成分が高度なとき，試験紙の測定感度以下のとき，ビタミンC（シナール®，ハイシー®，ビタシミン®）など強力な還元性物質を含有した尿検体のとき，降圧薬であるカプトプリル（カプトリル®）含有尿，尿沈渣赤血球の誤認などがあげられる．

2　ヘモグロビン尿（hemoglobinuria）

　尿潜血反応は尿中赤血球の大部分が溶血し尿中に遊離ヘモグロビン（hemoglobin, Hb）が存在するという事実に基づいており，尿中ヘモグロビン測定をもって血尿の程度を推定するものである．肉眼的にも顕微鏡的にも尿中に赤血球を認めないが，多量のヘモグロビンが存在する場合をヘモグロビン（Hb）尿という．この場合の尿は赤色〜暗赤色（古い尿）を示し，遠心しても尿外観は変わらず沈殿物もできないことが血尿とは異なる．ヘモグロビン尿をきたす頻度は，血尿と比べるときわめて少ない（1%以下）．ヘモグロビン尿をきたす疾患・状態のうち，急性ヘモグロビン（血色素）尿症としては不適合輸血や種々の原因による溶血性貧血，播種性血管内凝固症候群（DIC），重症火傷後などが，慢性ヘモグロビン（血色素）尿症としては先天性溶血性貧血や発作性夜間ヘモグロビン（血色素）尿症，発作性寒冷ヘモグロビン（血色素）尿症，行軍ヘモグロビン（血色素）尿症などがある．

　血管内溶血が起きると遊離したヘモグロビンは，まず血漿蛋白の一つであるハプトグロビンと結合し巨大分子となり，糸球体からの排泄は免れる．しかし，血漿ヘモグロビンが70 mg/dL以上（正常: 3 mg/dL）の高濃度になると，ハプトグロビンとの結合能力を超えるので糸球体から容易に濾過される．その多くは尿細管で再吸収されるため，ここでも尿中への排泄は免れる．しかし，尿細管での再吸収能（閾値）を超えるほどの高ヘモグロビン濃度になると尿中に排泄される．ちなみに尿沈渣をベルリンブルー染色して認められるヘモジデリン顆粒は，ヘモグロビンが尿細管上皮に沈着し上皮が変性・破壊したものである．

4　尿試験紙法定性検査

3 ミオグロビン尿 (myoglobinuria)

ミオグロビンは筋線維に含まれる筋肉を赤色に染めている部分に酵素を与えている鉄含有蛋白で，健常者ではほとんど出現しない．しかし，事故など（いわゆるエコノミークラス症候群）による挫滅症候群（crush syndrome）や心筋梗塞などで筋肉の破壊が起こるとミオグロビンが尿中に出現する．挫滅症候群や心筋梗塞などでの筋肉の破壊は，急性尿細管障害（壊死）によるAKIの原因となる．ミオグロビン尿は，ヘモグロビン尿と同様に赤色調を呈する．ミオグロビンにもペルオキシダーゼ様作用があるため潜血反応は陽性を示す．

ミオグロビン尿とヘモグロビン尿の鑑別に用いられる方法として，ブロンドハイム塩析法がある．これは尿5 mLに硫酸アンモニウム2.8 gを加えてよく混和後濾過し，濾液が着色（潜血反応陽性）していればミオグロビン尿が，濾液が正常（潜血反応陰性）であればヘモグロビン尿が考えられる．すなわち，ミオグロビンは低分子であるため硫酸アンモニウムに吸着されないが，ヘモグロビンは比較的大分子であるため硫酸アンモニウムに吸着されることにより濾液の色調が変化し，それが鑑別点になっている．

F 尿中ケトン体 (urinary ketone body) とは？

ケトン体（アセトン体ともいう）は，アセト酢酸，β-ヒドロキシ酪酸（3-ヒドロキシ酪酸ともいう），アセトンの総称であるが，尿中に排泄される主要な成分はアセト酢酸とβ-ヒドロキシ酪酸である．アセト酢酸は肝臓で生成され，筋肉その他の組織のエネルギー源として使われる正常中間代謝産物である．ケトン体は糖質の代謝（解糖系）が低下し脂質の代謝が亢進したときに，TCAサイクルに入っていけず（うまく回転せず）脂肪酸からアセチルCoAを経て血中および尿中に増加する［図5］．

測定には，ニトロプルシド反応による試験紙法が多用されている．この方法はアセト酢酸にもっとも敏感に反応し（5〜10 mg/dL），ついでアセトンに反応する（50 mg/dL）．しかし，β-ヒドロキシ酪酸（尿ケトン体中の約50%）には反応しない．

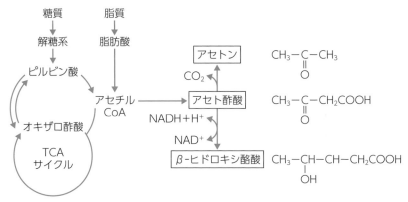

[図5] ケトン体の代謝: TCA サイクルとケトン体産生

1 尿中ケトン体陽性をきたす疾患・状態

　糖質の供給が不十分なときに脂質代謝が進み，アセチル CoA が脂質酸化過程でアセト酢酸，β-ヒドロキシ酪酸へと分解していく．これらケトン体は腎臓からの排泄閾値を超えると尿中に認められアセト酢酸となり，自然に脱炭素してアセトンになる [図5]．つまり，糖質代謝に変調があるときにケトン体の産生が高まり尿中に排泄されることになる．ケトン体のうち主として増加するのは，アセト酢酸と β-ヒドロキシ酪酸である．糖尿病性昏睡と同様の糖代謝異常症である乳酸性アシドーシス（lactic acidosis）では，ケトン体のうち β-ヒドロオキシ酪酸のみが増加するため，ニトロプルシド反応では陽性とならないことに注意する．

　　内科領域: 糖尿病（重症），糖尿病ケトアシドーシスなど
　　産婦人科領域: 妊娠悪阻，妊娠高血圧症候群（旧称 妊娠中毒症）など
　　小児科領域: 自家中毒，周期性嘔吐症，消化不良症など
　　外科領域: 麻酔後など
　　精神・神経科領域: アルコール依存症，拒食症など
　　その他: 飢餓，発熱，栄養不良，脱水症，激しい嘔吐，重症肝障害など

G 尿中ビリルビン（urinary bilirubin）とは？

　赤血球は約120日の寿命で破壊されるが，荒廃した赤血球は細網内皮系の細胞に取り込まれヘムとグロビンに分解される．血中に遊出したヘムは脾臓などの細網内皮系に取り込まれ，そこで間接型ビリルビン（非抱合型ビリルビン）が生成される．間接型ビリルビンは血漿蛋白と結合して肝臓に運ばれ，グルクロン酸転換酵素（glucuronyl transferase）の働きでグルクロン酸抱合を受け，水溶性の直接型ビリルビン（抱合型ビリルビン）となる．通常の直接型ビリルビンは，アルブミンとの結合も弱く容易に糸球体より濾過され尿中に排泄される．一方，直接型ビリルビンのごく一部にδ-ビリルビンがある．δ-ビリルビンは直接型ビリルビンとアルブミンとが共有結合したもので，尿中には排泄されない．しかし，胆道閉鎖のときには血中に増加する．

　この直接型ビリルビンは胆汁（bile）の一成分として胆道を経て腸管に排出され，下部腸管で腸内細菌の働きにより還元されてウロビリノゲンに，さらに酸化されてウロビリンになる．こうしてできたウロビリノゲンは大部分が糞便中に捨てられるが，一部は腸管から吸収され門脈を経て肝臓に運ばれる．このうちの多くは肝細胞で酸化されて直接型ビリルビンとなり，再び胆汁中に排泄される．これは腸肝循環と呼ばれている．しかし，一部はビリルビンにならずにそのまま大循環系を巡って，腎臓を経て尿中に排泄される．したがって，健常者の尿中には微量のウロビリノゲンが認められる．

　これに対してビリルビンは，腎臓での排泄閾値が血中ビリルビン濃度として2〜4 mg/dL である．健常者の血中総ビリルビン濃度は 1.4 mg/dL 以下であるから健常者では尿中にビリルビンは認められない．尿中に出現するビリルビンの大部分は直接型であり，尿中ビリルビン陽性は血中ビリルビンの増加を意味する．尿中ビリルビンおよびウロビリノゲンの測定は，肝・胆道疾患や溶血性疾患の病態を把握するうえで有用である．潜在性黄疸といって，目でみて明らかな黄疸とわかる以前に，また多くの肝機能検査が異常を呈する前に，これらの尿検査が陽性を呈することもあるので，スクリーニング検査としての価値は高い．

　測定は定性検査が中心であり，ジアゾ反応による試験紙法が多用されてい

る．尿中ビリルビンは，放置すると光による分解や酸化を受けやすいので新鮮尿のうちに検査する．尿中ビリルビン濃度の基準範囲は陰性（0.05 mg/dL 未満）であり，濃度に応じて 1（＋），2（＋），3（＋）と表示される．

1 尿中ビリルビン陽性をきたす疾患・状態

尿中ビリルビンは，血中の直接ビリルビンが増加するあらゆる疾患で陽性となる．その原因として，① 胆道系に閉塞があってビリルビンが腸管に排泄できずに血中に逆流する場合（胆石症や胆管炎，胆道系腫瘍など），② 肝障害があって肝細胞から毛細血管への排泄が鈍り血中に逆流する場合（ウイルス性肝炎や肝硬変症，薬物性肝障害など）があげられる．

H 尿中ウロビリノゲン（urinary urobilinogen）とは？

健常者の尿中にもウロビリノゲンはわずかに認められる．健常者の基準値は（N）または（±）と表示され，異常では（＋＋），（＋＋＋）などとする．ウロビリノゲンは放置により暗赤褐色に変化し測定できなくなるので新鮮尿のうちに検査する．測定は試験紙法が一般的であり，試験紙法にはアルデヒド反応を用いるものとジアゾ反応によるものがある．アルデヒド反応を用いる試験紙法は，偽陽性反応がやや多いと言われている．閉塞性黄疸でみられる尿ウロビリノゲン陰性の所見については，アルデヒド試薬による試験管内反応では検出できても試験紙法では検出できないので注意する必要があるとされている．

1 尿中ウロビリノゲン陽性をきたす疾患・状態

① 溶血性疾患：ビリルビンの産生に比例して増加したウロビリノゲンの存在が考えられる．先天性・後天性溶血性貧血など．
② 肝障害：門脈から肝臓に戻ったウロビリン体が肝障害のためビリルビンに再処理（酸化）されずに血中に増加したとき．肝炎，肝硬変症など．
③ 急性ポルフィリン症：アルデヒド反応によるものでは，ポルホビリノーゲ

ンも陽性を示す.

2 尿中ウロビリノゲン陰性をきたす疾患・状態

① 胆道閉塞: ビリルビンが腸管に到達できないために陰性を呈する. 胆石や胆道系の腫瘍, 肝内胆汁うっ滞など. 便は白色（acholic）を示す.

② 重症肝炎の極期: 肝細胞から胆管へビリルビンが排泄できないため陰性を呈する.

③ 広域抗菌薬の大量服用, 高度な下痢: ウロビリノゲンが形成されないとき. 高度な下痢のため腸からウロビリノゲンが吸収されないため陰性を呈する.

I 尿中亜硝酸塩（細菌尿 bacteriuria）とは？

通常の食事を摂取している状態で膀胱内にたまった尿中には, 主として蛋白質に由来する硝酸塩（nitrate）が存在する. しかし, 同時に尿中に細菌が存在すると硝酸塩が細菌によって還元され亜硝酸塩（nitrite）となる. この亜硝酸塩をグリース（Griess）のジアゾ反応により検出し, 被検尿が細菌尿か否かを間接的に知る検査法が亜硝酸塩の定性検査である. これは, 尿に試験紙を浸し30秒後の色調を判定する簡単な方法である. 桃赤の呈色が得られたときは亜硝酸塩反応陽性であり, 有意の細菌尿〔細菌数 10^5CFU/mL 以上: CFU は colony forming unit の略語〕を示唆する.

検体としては, 最低4時間膀胱内にたまった尿を用いることが大切である. また採尿後6時間以上経過した尿は, 細菌により生じた亜硝酸塩が分解されてしまい真の成績を示さなくなるので, 採尿後2時間以内に検査する. 細菌尿でも硝酸塩還元酵素活性が低いか, これを欠く場合には陰性となる. また, 食事を極端に摂っていない人は硝酸塩が出現しにくいため偽陰性を呈する. 従来の尿細菌定量培養法と本法との結果の一致率は85%前後であり, 試験紙法の鋭敏度や特異度は高いとされている. 本法は, 尿路感染症の原因菌として多いグラム陰性桿菌（大腸菌, 腸球菌, クレブシェラ, アエロバクターなど）によく反応する. しかし, 陰性であるからといって尿路感染症を完全に

否定できないため，本法はスクリーニング検査として用い，詳細は細菌学的
検査によるべきである．

J 尿中白血球（エステラーゼ活性 esterase activity）とは？

　白血球の有するエステラーゼ活性を利用し，尿中白血球を間接的に知る尿
路感染症のスクリーニング検査法（試験紙法）である．尿路感染症や尿路の
炎症性疾患で好中球（一部は単球）が増えると陽性となる．しかし，リンパ
球が増えても陽性とはならない．本法と尿中好中球数との相関は比較的良好
であり，一般に好中球 10 個/μL（5 個/HPF）以上で陽性を示すとされてい
る．

5

尿中ホルモン・酵素など

A 尿妊娠反応とは？

　妊娠時には絨毛からヒト絨毛性ゴナドトロピン（human chorionic gonad-otropin: hCG）が産生され，それが容易に尿中に排泄される．モノクローナル抗体を用いた EIA（酵素免疫測定法）は，hCG に特異的であり感度も 50 IU/L と高い．妊娠 3〜4 週目で陽性を示し，呈色の有無から判定できる．尿妊娠検査薬は薬局・薬店で市販され，一般人が検査できるようになっている．初心者にも用いやすいので普及している．本反応は，妊娠や流産の診断のほか，絨毛性疾患の診断・経過観察にも用いられている．

B 尿エストリオール（E_3）とは？

　尿エストリオール（E_3）は胎児の副腎が産生するステロイドホルモンであり，妊娠時の尿では増加する．一方，尿 E_3 の減少は子宮内胎児死亡が示唆される．

C 尿中黄体形成ホルモン（luteinizing hormone: LH）とは？

　排卵は尿中黄体形成ホルモン（LH）が卵巣に信号を送ることで起きるが，そのとき尿中の LH 排泄量は急激に増加する．この現象を LH サージと呼んでいる．LH サージは 50 IU/L を呈し，その 24〜48 時間以内に排卵が起こ

る．測定は，ゾル粒子免疫測定法（SPIA）による発色状態をみる方法と，免疫クロマトグラフ法による方法がある．本検査の主な目的は避妊のためではなく，不妊症の診断・治療のためである．

D 尿中バニリルマンデル酸(vanillylmandelic acid: VMA)とは？

VMAはカテコールアミン（アドレナリンおよびノルアドレナリン）の最終代謝産物であるが生理的活性はない．しかし，褐色細胞腫（副腎髄質腫瘍）や神経芽細胞腫の患者尿では増加する．同じカテコールアミンの代謝産物である尿中ホモバニリン酸（homovanillic acid: HVA）の測定も重要で，HVAとVMAがともに陽性のときには診断的価値は増大する．

VMAの測定には，定性検査としてVMAとp-ニトロアニリンとのジアゾ結合による呈色（紫色）反応がある．定量検査（精密測定）としては，高速液体クロマトグラフィー分析（HPLC）（基準値: $10\sim15\,\mu g/mgCr$, $1.3\sim5.1\,mg/$日）がある．本反応は，バナナやバニラ，オレンジジュースなどの過剰摂取後では偽陽性を呈し，また希釈尿では偽陰性を呈する．褐色細胞腫（副腎髄質腫瘍）や神経芽細胞腫，神経節細胞腫では，腫瘍自体がカテコールアミンを産生するため尿中に多量のVMAおよびHVA（基準値: $20\sim30\,\mu g/mgCr$, $1.5\sim6.6\,mg/$日）を排泄する．

E 尿中17-ketosteroid(17-KS)とは？

尿中17-KSは副腎皮質で産生される男性ホルモン（アンドロゲン）の総和をみるもので，副腎皮質での分泌状態を知ることができる．健常者の基準値は男性 4.6〜18.0 mg/日，女性 2.4〜11.0 mg/日である（測定のためには，蓄尿が必要である）．低値の場合には，原発性副腎皮質機能低下症（アジソン病，副腎低形成など）や一部の先天性副腎過形成（17α-水酸化酵素欠損症），続発性副腎皮質機能低下症（視床下部や下垂体疾患などによるACTH分泌不全症）などが疑われる．高値の場合には，男性ホルモン産生腫瘍やACTH

依存性クッシング症候群，一部の先天性副腎過形成（21-水酸化酵素欠損症，11β-水酸化酵素欠損症），多嚢胞性卵巣症候群などを疑う．加齢に伴う生理的変動がみられ，40歳以降では加齢とともに低下する．

F　尿中 17-hydroxycorticosteroid（17-OHCS）とは？

　尿中 17-OHCS は副腎皮質で合成されるコルチゾール，デオキシコルチゾールやその代謝産物の総和をみたものであり，副腎皮質でのこれらホルモンの産生能を反映している．しかし，現在は血中・尿中コルチゾールを直接測定することができるため，尿中 17-OHCS の測定意義は低いと言われている．健常者の基準値は男性 3.4〜12.0 mg/日，女性 2.2〜7.3 mg/日である（測定のために蓄尿が必要である）．低値の場合は，原発性副腎皮質機能低下症（アジソン病，副腎低形成など）や一部の先天性副腎過形成（21-水酸化酵素欠損症，17-α 水酸化酵素欠損症），続発性副腎皮質機能低下症（視床下部や下垂体の疾患など）などを疑う．高値の場合は，クッシング症候群が疑われる．一部の先天性副腎過形成（11β-水酸化酵素欠損症）ではコルチゾール産生は低下しているが，デオキシコルチゾール産生が著増するため尿中 17-OHCS は高値となる．

G　酵素: N-acetyl-β-D-glucosaminidase（NAG）活性とは？

　NAG は腎尿細管上皮細胞に多量に含まれ，ムコ多糖類や糖蛋白の分解に関与する酵素である．各種腎疾患，とくに近位尿細管障害では尿中に多量に排泄され，通常は尿中 β$_2$-ミクログロブリン（β$_2$-MG）の量と並行する．また，腎移植後の拒絶反応の早期発見にも有用であるとされている．健常者の尿中 NAG 活性値は随時尿で 0.9〜4.1 U/L で，基準値は 7.0 U/L（7.0 U/gCr）以下である．また，蓄尿での基準値は 1.39〜3.24 U/日である．尿中 NAG 活性は，尿細管障害や急性腎障害（AKI），慢性腎不全，腎移植後，鉛やカドミ

ウム，水銀などによる重金属中毒で高値を示す．

H　尿中ポルフィリン体（urinary porphyrin body）とは？

　ポルフィリンはヘモグロビン合成に至る中間代謝産物で，これが尿中に多量に排泄される状態をポルフィリン尿症（porphyrinuria）という．ポルフィリン尿は，紫外線（400 nm）を当てると赤紫色の蛍光を発する．尿中ポルフィリン体の測定は，先天性ポルフィリン症や急性間欠性ポルフィリン症，晩発性皮膚ポルフィリン症，鉛中毒症の診断に有用である．

I　尿中Ⅳ型コラーゲン（type Ⅳ collagen）とは？

　Ⅳ型コラーゲンは細胞外基質（extracellular matrix: ECM）の主要な成分であり，腎臓では糸球体基底膜（GBM）やメサンギウム領域に存在する．尿中Ⅳ型コラーゲンは，糸球体基底膜（GBM）の肥厚やメサンギウム基質の増生・拡大を認める病態で高値を示す．基準値（早朝1番尿）は，30〜39歳では 4.0 μg/gCr 以下，40歳以上では 4.9 μg/gCr 以下である．随時尿での基準値は 7.3 μg/gCr 以下である．早期の糖尿病性腎症では，微量アルブミン尿が出現する以前に尿中Ⅳ型コラーゲンが増えることがあり，診断とその進展度を把握するのに有用である．血中Ⅳ型コラーゲンは，慢性肝疾患（肝臓の線維化: 肝硬変症）では上昇し尿中にも増えてくることから，慢性肝疾患を合併している場合には値の解釈に注意を要する．一方，血中Ⅳ型コラーゲンの上昇がなくても尿中の値が増加することがある．

COLUMN 1
尿の採取時間および採尿法，尿定性・定量検査のための尿保存法

　尿の正しい採取法と保存法をよく理解したうえで検査を行わないと誤った

5
尿中ホルモン・酵素など

結果となるので，十分に注意する．尿は清潔な容器に採取し，検査はすべて新鮮尿のうちに行うことが原則である．試験紙法による尿検査では，いくつかの薬剤が反応妨害因子として働くために"偽陽性・偽陰性"の原因となるので，できることなら検査前24時間は一切の薬物投与をひかえることが望ましい．しかし，それが難しい場合には服用薬剤を理解したうえで検査する．

1 採尿時間

a. 早朝起床時尿（早朝第1尿）

早朝第1尿は，「就寝時に排尿させ朝起きがけ（早朝）に排出した尿」をいう．この尿は，夜間の水分摂取の低下やクリアランスの低下によりもっとも濃縮されている．また，夜間の血液低酸素分圧を反映し酸性に傾いているため尿化学成分や尿沈渣成分の保存が良好で，安静空腹時の状態がわかるという利点をもっている．そのため，早朝第1尿は多くの尿定性・定量検査や細菌学的検査，尿沈渣用の検体としてもっとも適している．学童の集団検尿では，起立性蛋白尿を除去するため早朝第1尿を自宅から持参してもらい検査に用いている．

b. 早朝第2尿

「朝起きがけに排出した尿は捨てて，次に膀胱内に貯留した尿」を早朝第2尿という．主として定性検査に用いられ，学童では三次検尿（医療機関で行う再検査）にも使われている．登校後採尿し検査することで起立性蛋白尿を把握することができる（前述，p25）．尿中の化学成分や沈渣成分は少量だが，日常（比較的活動時）の腎・尿路系の状態を示すという利点がある．また，早朝第2尿の蛋白尿（g/gCr）は24時間蓄尿（g/日）とよく相関するとされている．

c. 随時尿（spot voided urine, random urine）

「任意の時間に採取した尿」であり，外来患者の採尿の多くはこの尿である．尿が希釈されている場合が多いため化学成分や沈渣成分は少ない．しかし，外来でのスクリーニング検査として用いることはできる．

d. 24 時間蓄尿（24-hour urine）

　24 時間尿とは，「**24 時間に腎臓で生成された尿**」のことである．蓄尿の方法は，朝○時○分にまず排尿させ，それをすべて捨てる．それ以後は排出した尿は，すべて蓄尿瓶や蓄尿バッグに採取させ，翌朝同じ時刻に尿意がなくてもトイレに行ってもらい排尿させたものを蓄尿する．24 時間蓄尿で大切なことは，決まった時間にかならず全量を採らせることであり，とくに排便時に尿を誤って失わせないように指導する．月経血の混入には注意が必要である．検査には蓄尿を攪拌し，その 50 mL 程度を提出すれば十分である．24 時間蓄尿では，排尿ごとに尿量を忘れずに記載し外来受診時に尿とともに記載した総尿量の数値を提出してもらう．

　化学成分の尿中排泄量は一定のリズム（circadian rhythm）があるため，各成分の尿中排泄量を正確に知るためには 24 時間蓄尿で分析する必要がある．たとえば，Na や Cl，カテコールアミン（VMA）の値は昼高く夜低い．尿 17-KS（ケトステロイド：アンドロゲンの大部分を占める）は，副腎皮質刺激ホルモン（ACTH）のリズムを反映し，朝高く夜低い．また，尿中アミラーゼは午前低値で夕食後最大となる．アミラーゼは，正常では尿中に唾液（s: salivary gland）由来と膵（p: pancreas）由来アミラーゼが存在し，s と p の比率はおおよそ 4：6 である．ただし，血清中では 6：4 の比率で存在している．血清アミラーゼは膵炎発作後 1〜2 日間しか高値を示さないが，尿中アミラーゼ活性は発作出現後約 1 週間は持続性に増加している．尿中アミラーゼの基準値は方法により異なるが，尿中総アミラーゼ濃度は 1,267〜2,014 IU/L 以下である．急性膵炎や慢性再発性膵炎，急性耳下腺炎，異所性アミラーゼ産生腫瘍で高値を示す．

e. 時間尿（timed urine）

　「ある一定時間に区切って採取した尿」である．時間尿の採取において大切なことは，決まった時間に必ず全量を採らせることであり，とくに排便時に尿を誤って失わせないよう指導する．

　時間尿には以下のようなものがある．

① 食後 2 時間尿：十分な糖質含有食を摂取後 2 時間目に採尿する．糖尿病の

5 尿中ホルモン・酵素など

スクリーニングに最適である.

② アミラーゼ活性測定: 夕食後 2 時間目の尿を測定する. 軽症膵炎の診断に用いられる.

③ アジス (Addis) カウント: 尿沈渣の定量検査である. 検査前夜 8 時に排尿させてこれは捨て, 検査当日朝 8 時までの 12 時間尿を採取する.

④ 腎機能検査: 各種のクリアランスやフィッシュバーグ (Fishberg) 濃縮試験 (後述, p74～).

f. 負荷後尿

負荷後尿とは, ブドウ糖負荷試験やパラアミノ馬尿酸 (PAH) クリアランス, PFD (pancreatic functioning diagnostant) 試験 (膵外分泌機能検査) など経口や注射による負荷後に採取する尿のことである. また, 入浴や運動などの負荷を行わせ一定時間後に採尿し, 負荷前の尿所見と比較する方法もある. これらの検査は, 患者の実生活に即した腎・尿路系の状態および病変の活動性を理解することができるので, 生活指導に役立つと思われる. 負荷方法には以下のようなものがあるが, 尿蛋白などの定性・半定量検査や尿沈渣鏡検 (とくに, 赤血球, 白血球) が実施される.

① 運動負荷試験

② 姿勢試験

③ 入浴負荷試験

④ 扁桃炎誘発試験

⑤ 尿路感染症誘発試験

⑥ 前立腺炎誘発試験

2 採尿法

a. 自然排尿

もっとも一般的な採尿方法であり, いかなる尿検査でも**中間尿**の採取が適している. 中間尿とは,「排尿の最初と最後の尿は使わずに中間に出している尿」のことをいう. 男子で包皮のある者は, 亀頭を露出して勢いよく排尿させ, 前半の尿は捨て, 後半の尿を採取させる. 女子では, 膣・外陰部由来の

混入物を避け中間尿を採取させる．高齢者に中間尿を正しく採ることを指導することは難しいが，家族も含め繰り返しわかるように説明する．

b. 分杯尿（Thompson's two-glass test）

　排尿をしばらく我慢させた後，排尿の前半2/3（第1尿）を第1コップに，後半1/3（第2尿）を第2コップに分けて採取させる．主として男子の尿につき泌尿器科領域で用いられている尿検体である．この方法により，分杯尿の肉眼的所見から血尿あるいは膿尿の発生部位を推定しうる．つまり，第1尿は尿道を洗い流したものであり，その変化は尿道の病変に由来する尿である．第2尿は，後部尿道と前立腺，膀胱，上部尿路に由来する尿である．

c. カテーテル採取尿（導尿）

　カテーテル採取尿（導尿）は，尿道から膀胱あるいは，尿管にカテーテルを挿入して採取した尿である．尿閉のある（自然排尿が難しい）患者や女子の尿細菌学的検査，残尿量の測定に用いられる．女子では中間尿でも腟・外陰部由来の細菌の混入が避けがたいので，尿路感染症（UTI）薬効評価基準では本採取法が望ましいとしている．しかし，カテーテル挿入は外陰部に存在する細菌を膀胱内に逆流させ感染を惹き起こす恐れ（上行性感染）が少なくないので，中間尿のほうがよいという意見も多い．手術後や中枢神経障害患者では留置カテーテル採取尿が提出されるが，閉鎖式導尿バッグを用いたほうが開放式（非閉鎖式）導尿バッグに比べ上行性細菌感染を起こす頻度は低い．

d. 膀胱穿刺尿

　膀胱内の尿量が 100 mL 以上ある場合に恥骨結合上部皮膚を穿刺し膀胱内容を採取する方法であり，カテーテル採尿が不可能な患者（小児など）や厳密な細菌学的検査が必要な場合に行われる．本法で細菌が $10^2/mL$ 以上であれば，確実に尿路感染症があると言える．

e. 女子の採尿

尿沈渣鏡検および細菌検査のための成人女性の採尿は，腟・外陰部由来成分の混入を極力避けて以下の事項を守り採取させる．ただし，被検者（患者）に詳しく説明し協力を得る必要がある．

① 採尿に際しては，あらかじめ外陰部や尿道口周辺部を脱脂綿などを用い，ぬるま湯や滅菌生食水などで清拭する．
② 陰唇を指で広げて勢いよく排尿させ中間尿を採る．
③ 月経時や腟・頸管分泌物（帯下）を高度に排出する被検者（患者）は，採尿を避ける．

f. 小児の採尿

"おむつ"のとれていない幼児は，おむつを広げると2〜3分して排尿（自然採尿）するので，その尿を利用する．新生児ではペレース（Perez）の反射（背中の腰のあたりを刺激する）を利用し採尿する方法もある．濾紙に採らせるものとして，乳児検査でのカテコールアミン産生腫瘍や神経芽細胞腫などの早期発見のための尿中バニリルマンデル酸（VMA）・ホモバニリル酸（HVA）の測定がある（前述，p43）．

3 尿定性・定量検査のための尿保存法

「**尿は細菌にとって最良の培地である**」と言われるように，尿中には多種多様な有機成分や無機成分が含まれており，放置すると多くの成分は容易に変化する．したがって，検尿は新鮮尿のうちに行うのが原則であるが，大部分の検査は半日ぐらいなら冷蔵保存（4〜6℃）をしてもよいとされている．検査までに24時間以上を要する場合は，さまざまな添加剤（ホルマリン，細胞保存液，トルエン，塩酸など）を加えて保管する．化学検査のために長期間保存するときは，凍結保存（−80℃）が適している．採尿後必ず遮光保存すべき検査として，ビリルビン（前述，p38）やポルフィリン体（骨髄の赤芽球や肝臓で行われるヘム生合成の中間産物，前述 p45），δ-アミノレブリン酸（ポルフィリン合成経路の最初の生成物）がある．

COLUMN 2
尿試験紙使用上の注意

① 試験紙の保存法: 試験紙の部分には酵素反応や酸化還元反応などがワンステップでできるように複数の試薬が塗布されている. しかし，尿中のいろいろな成分の影響を完全になくすことはできず，劣化しやすいという特徴がある. したがって，使用時以外は**必ず**容器を密栓し湿度を避け，暗所に保存する. 冷蔵保存は，室温との温度差により容器内に水滴ができ，これが試薬を溶質させる危険性があるため行ってはならない. 変色した試験紙は，劣化している可能性が高いので使用してはいけない. また，製品の使用期限を守ることも重要である.

② 室内の照度・温度条件: 室内の照度は，1,000 ルクス前後の昼光色蛍光灯下での観察が適している. 暗い照明下での判定は，偽陽性や偽陰性の原因となる. また，判定時の室温は 15〜30℃が望ましいとされている.

③ 測定時に最低限守ること: 新鮮尿のうちに検査することが原則であり，採尿後はできる限り早く（2〜3 時間以内に）検査を行う. やむを得ず採尿後時間が経ってしまった場合には，尿をよく撹拌してから検査する. しかし，試験紙で尿をかき混ぜたり，放尿中に試験紙を直接つけることは，正確な値が得られないので行ってはならない.

④ 規定通りの判定: 試験紙を尿に瞬時につけ過剰の尿は添付書にしたがって取り除き，規定時間後に呈色を添付の色調表と比較する（前述，p19）. 判定時間を正しく守らないと，判定は 1＋から 2＋へ，2＋から 3＋へと進んでしまうので，まごつかないようにする. しかし，機器による判定では，このような心配はいらない.

⑤ 色調表との比較: 試験紙の呈色は，必ず色調表と対比させて観察する［図 3A, B］. 呈色がまだらな場合には，中心部の色調で判定する.

5 尿中ホルモン・酵素など

MEMO

試験紙法定性・半定量検査の結果解釈上の注意

① 試験紙には定量値も記されているが，あくまでも参考値とする.

② 偽陽性（false positive）や偽陰性（false negative）の反応がみられることに注意する. 尿がその反応の至適 pH（4〜7）から大きくずれていたり，尿中にある種の薬物が多量に存在すると反応が妨害される. 日常しばしば問題となるものに，ビタミンＣ（アスコルビン酸）による尿糖・潜血反応・ビリルビン・亜硝酸塩の偽陰性がある（前述，p31〜35）.

尿沈渣成分の鏡検

A 尿沈渣(urinary sediment)とは？

　　尿沈渣とは「尿を遠心分離して得られる沈殿成分のこと」であり，これを鏡検すると血球や上皮細胞，円柱，結晶，細菌など多数の成分が確認できる．尿沈渣鏡検は，腎・尿路系疾患の診断に不可欠な基本的検査である．通常は無染色標本で観察するが，正しい判定成績を得るには，簡単な染色を施して観察することも重要である［MEMO］(p 69)．

B 尿沈渣検査法は？

1 尿検体の取り扱い

　　尿沈渣成分は，放置や激しい移動により容易に破壊するので新鮮尿のうち（採尿後 2 時間以内）に検査する必要がある．尿沈渣鏡検を検査会社に外注依頼するときは，採尿後の時間や移動による振動に問題があり，十分な注意を要する．

2 標本の作成法

　　容器中の尿をよく混和し遠沈管に約 10 mL とり，500 G（1,500 rpm）で 5 分間遠沈する．遠沈停止後，試験管を一気に傾けるか（デカンテーション），アスピレーターで上清を捨て残渣量を約 0.2 mL にする．ついで，使い捨て毛細管ピペットでスライドガラス上に 15 μL ほど滴下し，カバーガラス（18×

[表 9] 尿沈渣所見の陽性基準

尿沈渣成分	陽性とすべき所見
赤血球	≧5 個/HPF*
白血球	≧5 個/HPF
上皮細胞	扁平上皮を除くすべて（移行上皮，尿細管上皮，円柱上皮など）
異型上皮細胞	すべて（卵円形脂肪体，多核巨細胞，封入体細胞，癌細胞，脂肪含有細胞など）
組織球	≧1 個/HPF
円柱	少数（＜1 個/HPF）の硝子円柱を除くすべて
粘液糸	≧1＋
結晶	病的結晶（シスチン，チロジン，ロイシン，ビリルビン，コレステロール，DHA 結晶など），正常結晶だが＋〜の時（尿酸結晶など）
細菌	≧1＋（＞5/HPF の桿菌）
真菌	すべて（*Candida albicans* など）
原虫	すべて（トリコモナス原虫など）
寄生虫	すべて（Bilharz 住血吸虫卵など）

*HPF = high power field，400 倍視野のこと．
（伊藤機一，富野康日己．症例から学ぶ尿検査の見方・考え方　第 3 版．医歯薬出版: 1996, p39 より参照）

18 mm）で覆い鏡検する．

3　鏡検法

　　まず弱拡大（100 倍）で大型の細胞や上皮細胞，円柱などを観察する．ついで，強拡大（400 倍）で血球や尿細管上皮細胞，結晶，細菌などを観察する．尿沈渣所見の陽性基準を［表 9］に示した．

C　尿沈渣の種類とその臨床的意義は？

1　細胞成分

a. 赤血球（red blood cell, RBC）

　　赤血球は円盤状で淡い黄色調を呈する［図 6］．低比重尿や採尿後時間を経

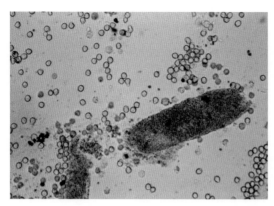

［図6］**尿沈渣赤血球と赤血球
円柱（顕微鏡的血尿）**

たものは，膨化し均等で無色の円盤状となる．また，高比重尿では赤血球は脱水され金米糖状を呈する．誤認しやすいものに，脂肪球や酵母様真菌，白血球，シュウ酸カルシウム結晶がある．赤血球は，腎臓や尿路に出血性病変があるときに出現する．糸球体病変由来の赤血球は非糸球体病変由来の赤血球に比べ，コブ状突起のみられるもの，金米糖状のもの，ドーナツ状のもの，菲薄型（ゴースト状），小型化など多彩に変形（dysmorphic）したものが多い．尿中赤血球の形状を詳細に観察することで，出現した赤血球が糸球体病変によるものか非糸球体病変によるものかを知ることができる．

　変形赤血球の観察には通常の光学顕微鏡が用いられているが，ノマルスキー微分干渉装置付光学顕微鏡や位相差顕微鏡を用いるほうが，より鮮明に認めることができ有用である．IgA腎症（高度組織障害）でみられたノマルスキー微分干渉装置付光学顕微鏡による変形赤血球［図7］およびその走査電顕（scanning electron microscopy: SEM）像［図8］を示す．変形赤血球が出現する機序について［図9］に示したが，これには糸球体基底膜（GBM）の破綻や尿細管での浸透圧の変化が関わっている．高比重尿では金米糖状になりやすい．一方，利尿薬であるフロセミド（ラシックス®，ダイアート®，ルプラック®）などを服用している場合には低比重尿を呈しやすく，変形赤血球の出現率は変化する．したがって，検査時にはある一定の尿比重範囲内で鏡検すべきである．赤血球の基準値は，強拡大（400倍）で1視野（HPF）

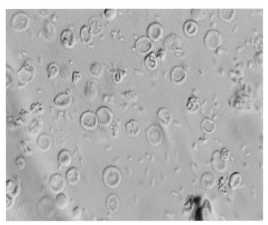

［図7］尿沈渣中変形赤血球（光顕）
ノマルスキー微分干渉装置下での観察による.

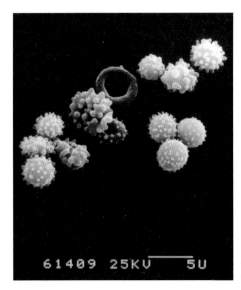

［図8］尿沈渣中変形赤血球（走査電顕）
コブ状突起型，金米糖型，ドーナツ型，小型の赤血球など様々な形の赤血球がみられる（IgA 腎症: 高度障害例）.

当たり1〜4個以下であり，5個以上では異常と考えられる.

b. 白血球（white blood cell, WBC）

　膿球（pus cell）ともいう．主として好中球であり，赤血球よりやや大型で

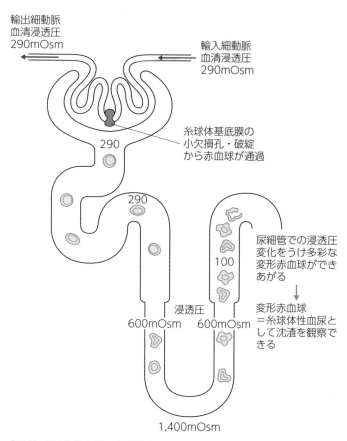

［図 9］**糸球体性血尿の出現機序**

ある．細胞内部に核を認めるが，沈渣に 3%酢酸を一滴たらすとより認めやすくなる．尿中白血球の存在は，腎臓から尿道までの感染症などの炎症性病変が存在することを意味している．また輝細胞（glitter cell）は腎盂腎炎でしばしば認められるが，炎症性病変に伴う低浸透圧尿でも多くみられるものであり，腎盂腎炎に特異的な所見ではない．

　尿中白血球と誤認しやすいものに，深層から中層にかけての移行上皮・扁平上皮細胞や死滅したトリコモナス原虫，尿細管上皮細胞があり，初心者では赤血球と誤ることがある．白血球の基準値は，強拡大（400 倍）で 1 視野

6

尿沈渣成分の鏡検

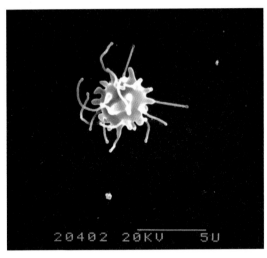

[図10] 尿沈渣中活性化血小板
（走査電顕）
鋭い突起がみられる.

（HPF）当たり1〜4個以下であり，5個以上を異常とする．尿中に白血球が
みられても，細菌を認めないものを無菌性膿尿（abacteric pyuria）といい，
結核やクラミジア感染，ウイルス感染が疑われる．しかし，多くは混合感染
をきたしているので純粋な無菌性膿尿は少ない．腎移植直後はリンパ球（と
くにT細胞）が多く出現し，拒絶反応ではリンパ球と尿細管上皮細胞の出現
が持続する．また，尿細管・間質性腎炎やアレルギー性膀胱炎では好酸球が
増加する．

c. 血小板（platelet）

　　尿沈渣には「ごみ」のような微細な成分が認められるが，これまでこれは
臨床的に意味のないものとされてきた．しかし，尿沈渣成分を走査電子鏡
（SEM）で検索すると鋭い突起を有する活性化血小板が確認された [図10]．
非活性化血小板では，鈍化した突起が認められる [図11]．尿沈渣成分につい
て，血小板や活性化血小板に対する抗体である抗GPⅡb/Ⅲa抗体と抗
GMP-140抗体を用いて蛍光抗体法的に染色すると陽性を示す小型の血小板
と大型の活性化血小板が認められた [図12]．糸球体への炎症細胞浸潤や糸球
体固有細胞の増殖が高度な糸球体腎炎では，糸球体内に血小板の凝集が認め

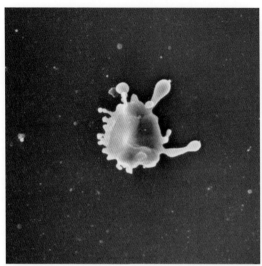

[図 11] **非活性化血小板**
（走査電顕）
鈍化した突起がみられる.

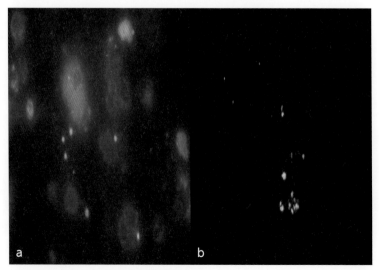

[図 12] **尿沈渣中血小板（蛍光抗体法）**
a．抗 GP Ⅱ b/Ⅲ a 抗体陽性血小板.
b．抗 GPM-140 抗体陽性血小板（活性化血小板）.

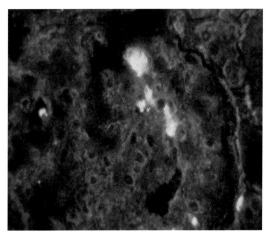

[図13] IgA 腎症糸球体内の
血小板凝集
（蛍光抗体法: 抗 GP Ⅱb/Ⅲa 抗
体染色）

られることから，それが尿中に漏出していることが考えられる［図13，蛍光抗体法］．つまり，活性化された血小板の役割は止血および血栓形成に関わることであるが，糸球体内局所の炎症性変化や内皮細胞障害が強い場合には糸球体や尿沈渣中に認められると考えられる．

d. 上皮細胞（epithelium）

尿中に出現する上皮細胞（urothelium）は，尿細管・集合管由来の立方上皮か腎盂から膀胱までの粘膜由来の移行上皮，尿道および外陰部由来の扁平上皮のいずれかである．

1）重層扁平上皮細胞

尿沈渣中もっとも大きな細胞であるが，その割に小さな核を有する．女子の腟・外陰部からの混入が多く，本細胞の臨床的意義はほとんどないとされている．

2）移行上皮細胞

洋梨型や紡錘型，有尾型，小円型（深層のもの）といろいろな形を呈する．表層細胞は2〜3核のものもみられ，深層細胞の出現は尿路の炎症を意

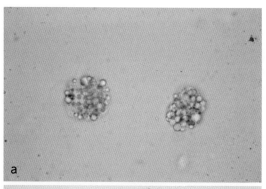

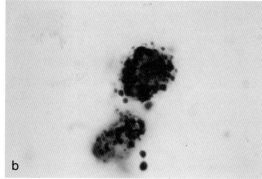

[図14] **卵円形脂肪体**
a．oval fat body(無染色)．
b．ズダンⅢ染色．

味している．細胞が集まり（集合性）異常な形を呈する細胞は，悪性腫瘍
を疑わせるので細胞診（cytology）が必要である．細胞診は1回のみでは
なく，日を変えて2〜3回は行う慎重さが求められる．

3) 尿細管上皮細胞

小型で立方状の細胞で，核は比較的大型で偏在している．細胞内に豊富
な顆粒が認められる．尿細管壊死やネフローゼ症候群などで尿細管が障害
をきたしたときに出現する．腎移植で拒絶反応を起こしたときにも認めら
れる．

4) 卵円形脂肪体

　大小不同の多数の脂肪滴（コレステロールエステルよりなる）を含んだ卵形の細胞（脂肪球・卵円形脂肪体 oval fat body）が観察される［図14a］. この脂肪滴は，重屈折性であるため偏光顕微鏡で観察すると特有のマルタ十字（Maltese cross）と言われる所見もみられる．ズダン（Sudan）Ⅲ染色で赤染される［図14b］. ネフローゼ症候群で高率にみられるが，同型の細胞はまれに前立腺マッサージ後や腎明細胞癌（clear cell carcinoma）でも認められる.

5) 糸球体上皮細胞（ポドサイト）

　ポドサイト（たこ足細胞）は，糸球体毛細血管壁（糸球体基底膜: GBM）の外側（ボウマン嚢腔寄り）に存在する高度に分化され増殖しにくい細胞である．そのため，この細胞がGBMから脱落し尿中に排泄されても残存する上皮細胞（ポドサイト）が増殖して修復することができないため，近傍のポドサイトやボウマン嚢上皮細胞が脱落部位を覆うような形で伸展する．これは糸球体硬化を引き起こす一因になるとされている．したがって，尿中ポドサイトは糸球体障害のマーカーであることを意味している．尿中ポドサイトの検出には，蛍光抗体法や抗ポドカリキシン抗体結合ラテックス法，ステルンハイマー（Sternheimer）染色による検出が知られている［富野康日己, 小﨑繁昭 監修. 臨床病理レビュー. 特集第152号, 臨床病理刊行会; 2014, p37. 参照］. 炎症性糸球体疾患（IgA腎症, IgA血管炎, ループス腎炎, 急性糸球体腎炎など）やネフローゼ症候群（とくに, 巣状分節性糸球体硬化症）, 糖尿病性腎症などの予後や治療効果の判定に用いられている.

　ファブリ（Fabry）病は，ライソゾーム酵素の1つである α-galactosidase A（GLA）の遺伝的欠損による X 連鎖性劣性遺伝形式をとる先天性代謝異常症である．このファブリ病では，尿中にマルベリー小体（桑の実小体: 渦巻き状構造の脂肪球）やマルベリー細胞（桑の実細胞: マルベリー小体が詰まった桑の実に類似する上皮細胞）が認められる．これらの大部分の由来は，糸球体上皮細胞（ポドサイト）に蓄積した globotriaosylceramide（GL-3）であるとされているが，近位尿細管細胞や遠位尿細管細

胞，大食細胞（マクロファージ）由来である可能性も指摘されている．しかし，ファブリ病自体がまれな疾患（約4万人に1人）であることから，マルベリー小体やマルベリー細胞を認めることもまれである．脂肪球やシュウ酸カルシウム結晶，卵円形脂肪体などとの鑑別が重要である．しかし，これらの小体・細胞は脂肪球や卵円形脂肪体とは違いズダン（Sudan）Ⅲにはうまく染色されない．

e. 異型上皮細胞（atypical epithelial cell）

さまざまな異型上皮細胞が認められる．

1）多核巨細胞

多核巨細胞は細胞質内に4個以上の核を有する細胞で，結石症やカテーテルから採取された尿で認められる．多くは移行上皮細胞由来であるが，尿細管上皮由来の細胞もみられる．

2）核内封入体細胞

サイトメガロウイルス感染（巨細胞性封入体症）では，核内封入体（intranuclear inclusion body）と核周囲の明庭がみられ，核内封入体細胞の形状は"ふくろうの目"と言われている．そのほか，パポバウイルス感染や単純ヘルペスウイルス感染で認められる．

3）細胞質内封入体細胞

麻疹や風疹，水痘，ムンプスなどのウイルス感染症でみられ小児に多いとされている．しかし，変性した上皮細胞やマクロファージ（単球）も同じような形状を呈するので，臨床病理専門医や専門としている臨床検査技師でもこれらの鑑別は難しいと言われている．

4）悪性細胞

悪性細胞としては，腎盂や尿管，膀胱の移行上皮癌細胞が大部分である．まれに扁平上皮癌や腺癌，転移性癌細胞が認められる．悪性細胞は一般に

6

尿沈渣成分の鏡検

集合性をなし，細胞は大小不同が目立ち核/細胞質（N/C）比の増大がみられる．核クロマチンの濃縮がみられたら悪性である可能性が非常に高いと思われる．また，核形不整や核小体の腫大，細胞質層状構造なども悪性を疑う重要な所見であるとされている．尿沈渣のステルンハイマー（Sternheimer）染色は，悪性細胞のスクリーニングにきわめて有効である．

MEMO

＜細胞診（細胞学的検査）＞

　細胞診（cytology）は尿中に脱落した細胞を鏡検する細胞学的検査であり，癌のスクリーニング検査として用いられている．細胞診は1回の検査のみでは不十分であり，日を変えて連続3回は行うべきである．以下のパパニコロウ（Class）分類が用いられている．この細胞診は，細胞診専門医と細胞検査士の協力なしにはできない検査である．

Class Ⅰ: 異型細胞を認めない
Class Ⅱ: 異型細胞を認めるが，悪性の証拠はない
Class Ⅲ: 悪性を疑わせる細胞を認めるが，断定はできない
Class Ⅳ: 悪性の疑いが濃厚な異型細胞を認める
Class Ⅴ: 悪性と断定できる異型細胞を認める

f. 円柱（cast）

　「両端がまるく，一方は太く一方は細い円柱形を呈した物質」を円柱という．両端の幅が変わらない場合には，円柱か否かの判断は慎重にすべきである．尿細管内で形成される Tamm-Horsfall（T-H）ムコ蛋白凝固物を基質として血漿由来蛋白や変性した尿細管上皮細胞，血球などを含む病的物質である．アルカリ性尿では溶解しやすいので新鮮尿で観察する．また，黄疸尿では黄染する．

　円柱は一般に次のようなリップマン（Lippman）分類に従って区分されている．

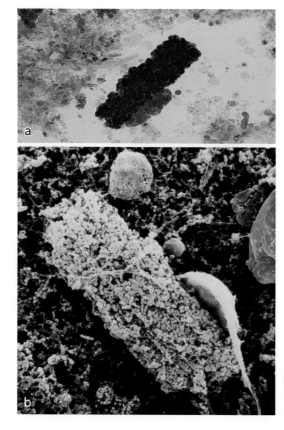

[図15] **顆粒円柱**
a．光顕, IgA 腎症患者.
b．走査電顕, IgA 腎症患者.

1) 硝子（ガラス）円柱

　　無構造透明で細胞が含まれていない円柱なので光源を絞らないと見つけにくい．本円柱は，健常者でも運動後などに強拡大（400 倍）全視野に 1〜2 個みられることがある．

2) 顆粒円柱

　　ガラス円柱に似ているが，内部には粗大ないし微細な顆粒が充満している．この顆粒は上皮細胞や血球が変性したものである[図15a, b]．これは，各種の慢性糸球体腎炎やネフローゼ症候群で認められる．

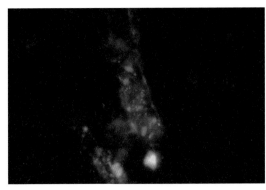

[図 16] 血小板円柱
細胞性円柱内に血小板が混入している.

3）赤血球円柱

赤血球が詰まった円柱で赤色にみえる．糸球体からの出血を意味している［図6］.

4）白血球円柱

白血球が詰まった円柱で，化膿性あるいは炎症性の腎疾患（糸球体腎炎）で出現する.

5）上皮円柱

内部が尿細管上皮細胞からなっている円柱である．尿細管障害やネフローゼ症候群で出現する.

6）脂肪円柱（リポイド円柱）

脂肪含有細胞（卵円形脂肪体 oval fat body）を含んだ円柱である．ズダンⅢ染色で赤染する［図 14a, b］．組成や性状，臨床的意義は卵円形細胞体と同様である.

7）蝋様円柱

ガラス円柱に似ているが，光沢と強い切れ込みがある．淡黄色不透明で顆粒円柱がさらに脱水されて堅牢になったものである．これは，長時間尿細管が塞がれていたことを意味している.

8）その他

特殊なものとして，さまざまなものからなる円柱もみられる．たとえば，細菌円柱や腫瘍細胞円柱，ヘモグロビン円柱，血小板円柱，結晶円柱，ア

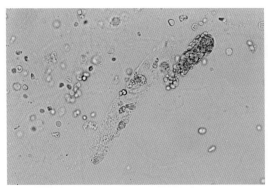

[図17] **テレスコープ円柱**
1つの尿沈渣標本にいろいろな
成分が混在して認められる
（ループス腎炎）.

ミロイド円柱，BJ 蛋白円柱などである［図16］.

6

尿沈渣成分の鏡検

> **MEMO**
>
> ### 巨大円柱（broad cast）
>
> 　通常の2〜3倍もの幅広い円柱で腎不全円柱とも言われている．これ
> は，多くの尿細管が円柱で塞がれた結果，生き残って代償的に拡張し尿
> 路をかろうじて確保していた尿細管（intact nephron）までが円柱で塞
> がれた状態である．これの出現は，予後不良を意味している．

> **MEMO**
>
> ### テレスコープ円柱（telescoped sediment）
>
> 　同一標本上に円柱や赤血球，白血球，尿細管上皮などいろいろな沈渣
> 成分が認められるものである．ループス腎炎（SLE）でみられる重要な
> 所見である［図17］.

2　結晶成分

　結晶や無晶性塩類は，採尿後時間が経つにつれて尿中に析出してくる．健
常者でも出現するが，尿 pH によって次のような結晶が認められることが多
い.

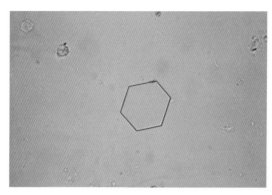

［図18］**シスチン結晶**
正六角形が特徴的である.

① **アルカリ性尿**: 尿酸アンモニウムやリン酸アンモニウムマグネシウム, 炭酸カルシウム, リン酸カルシウム, サルファ剤の結晶がみられる.
② **酸性尿**: 尿酸や尿酸ナトリウム, シュウ酸カルシウム・ナトリウム, サルファ剤の結晶がみられる.

　以上の結晶が尿中に出現していても臨床的意義は少ない. ただし, 尿酸結晶が著増している場合には痛風腎（高尿酸血症による腎障害）を疑ってみる必要がある. シュウ酸カルシウム結晶が著増している場合には, 先天性高カリウム尿症が疑われるため結石症との関連に注意を払うべきである. また, シュウ酸ナトリウム結晶は, ホウレン草や春菊, みかん, トマトなどの多食によることが多い.
　病的結晶として, 次のようなものが重要である.

① **シスチン**: シスチンは非必須アミノ酸であり, 牛肉や鶏肉, 牛乳, 小麦粉, 鮭などに多く含まれている. 酸性尿で出現し正六角形を示すのが特徴で, 腎・尿路結石症の原因となる［図18］.
② **ロイシン・チロシン**: ロイシンは必須アミノ酸, チロシンは非必須アミノ酸である. 酸性尿で出現するが, 出現時には重症肝障害が疑われる.
③ **コレステロール**: ネフローゼ症候群が疑われる.
④ **ビリルビン**: 黄疸尿でみられる.

⑤ **2,8-ジヒドロキシアデニン（DHA）結晶:** アデニンの代謝異常症により認められる結晶で腎・尿路結石症になることがある．

3　細菌・真菌

　光学顕微鏡強拡大（400倍）でみると，腸内細菌由来の桿菌（大部分）と球菌の区別ができ，通常は活発に動いている．酵母様真菌（*Candida albicans*）はしばしば認められ，無色で円形または楕円形を示す．赤血球に似ているが，円盤状ではなく緑色調で芽を出したり（budding），枝分かれしている．

4　原　虫

　トリコモナス原虫が女性の尿中によくみられ，室温が高いと活発に運動している．膀胱や性腺のトリコモナス症が考えられるが，外陰部からの混入による場合が多い．

5　精　子

　男性の精管は前立腺の部分で尿道に開口しているため，尿検体（とくに射精後）に認められることがある．同時に精液由来の分泌物や前立腺に由来する分泌物（類デンプン小体）がみられることがある．

MEMO

尿沈渣染色法

　尿沈渣成分の詳細な観察には，無染色標本の観察にとどまらず超生体染色を施した検体の鏡検が適している．

a）ステルンハイマー-マルビン（Sternheimer-Malbin: S-M）染色

　クリスタル紫とサフラニンOによる超生体染色法であり，細胞成分が単調な赤紫色に染まる．本法は尿中白血球の染色に用いられる．好中球は，核が濃紫色に細胞質が紫色に染まる濃染細胞（dark cell）と，核が淡紫色に細胞質が無染の淡染細胞（pale cell），さらには淡染細胞のうち大型で細胞質内顆粒がブラウン運動をして光ってみえる輝細胞（glitter cell）に分けられる．濃染細胞は死んだ好中球，淡染細胞は生きた好中

6
尿沈渣成分の鏡検

球である．輝細胞は腎盂腎炎患者に高率にみられ，生きた好中球が低張尿の状態で膨化したものと考えられている．なお，輝細胞は本法に限らずステルンハイマー（Sternheimer）染色でも，また慣れれば無染色標本でも観察できると言われている．

b）ステルンハイマー（Sternheimer）染色

Sternheimer が 1975 年に報告した染色法で，アルシアンブルーとピロニン B が用いられる．細胞内の構造を明瞭に染め出すことから，各種細胞成分，とくに異型細胞の観察に適している（前述，p64）．その染色効果は，パパニコロウ染色に比べても見劣りはしない．

① 赤血球: 薄赤色または無色を呈する．

② 白血球: 核は青に，細胞質は薄赤色に染色される．S-M 染色と同様に濃染細胞，淡染細胞，輝細胞の 3 種類に区分できる．

③ 上皮細胞: 核は青染され，細胞質は赤染される．核内構造を明瞭に染め出すので，異型細胞の染色にとくに有用である．

④ 円柱: 硝子（ガラス）円柱は基質全体が青色に，蝋様円柱は赤紫色に染色される．赤血球円柱は青い基質のなか赤血球は赤染される．

⑤ 粘液: 青染される．

c）ズダン（Sudan）III染色

尿沈渣をズダンIIIアルコール溶液で染色する．ズダンIIIにより卵円形脂肪体や脂肪円柱の脂肪成分，遊離の脂肪滴は黄赤色からルビー色に染色される［図 14b］．脂肪滴は，ネフローゼ症候群や脂質異常症（高脂血症），長管骨の骨折，脂肪塞栓で認められる．

d）ヘモジデリン染色（ベルリンブルー染色，プルシアンブルー染色）

尿沈渣を 2％フェロシアン化カリウム 5 mL と 1％塩酸 5 mL の混合液で染色する．尿細管上皮細胞および組織球（マクロファージ）内に青藍の顆粒（鉄成分）として認められる．ヘモジデリンはヘモグロビン鉄に由来し，赤血球の破壊が亢進した状態〔急性溶血性貧血や発作性夜間ヘモグロビン（血色素）尿症，反復大量輸血後，ヘモクロマトーシスなど〕のときに出現する．尿潜血反応は陽性のことが多い．

7

尿検査データの臨床応用

1 食塩・カリウム・蛋白質摂取量の推測

　尿中ナトリウム（Na）・カリウム（K）濃度（スポット尿）を測定し，年齢と身長（cm），体重（kg）から1日の食塩摂取量とK摂取量を推測することができる．インターネットや計算機で簡単に測定でき，腎臓病や高血圧での減塩治療の評価に応用されている．その精度は厳密ではなく推測値として使用しているが，外来診察時には食塩・K摂取量の変化を伝え日ごろの食事療法の一助としている．また，インターネットで尿中尿素窒素（蓄尿 UN:mg/dL）と尿量（mL/日），体重（kg），尿蛋白（mg/dL）を代入すれば，1日蛋白質摂取量（g/日）が求められる（Maroni の式）．

2 高尿酸血症治療薬の選択

　スポット尿中のクレアチニン（Cr）と尿酸（UA）の値を求め，その比（UA÷Cr×100%）が50%以上であれば尿酸の過剰産生，49%以下であれば尿酸の腎からの排泄低下を疑い高尿酸血症治療に役立てている．これは大雑把な検査値であるが，一般診療ですぐに利用できる簡便な方法である．尿酸産生抑制薬（ザイロリック®，フェブリク®，ウリアデック®など）と尿酸排泄促進薬（ユリノーム®，ベネシッド®など）の使い分けに有用である．しかし，この方法により厳密に2型に分類できるものではなく，混合型も多いことからあくまでも臨床上の目安として利用している．

3 尿蛋白の選択性と副腎皮質ステロイド薬の反応性

　尿中 IgG とトランスフェリン (transferrin: Tf) のクリアランス比〔(尿中 IgG×血中 Tf)/(尿中 Tf×血中 IgG)〕は，尿蛋白の選択性（選択指数 selectivity index: SI）として表される．この値が 0.2 以下のときは高選択性とされ，ネフローゼ症候群（とくに，微小変化型ネフローゼ症候群）などに対するステロイド治療の効果が期待できるとされている（前述，p27）．SI が 0.3 以上は低選択性とされ分子量の大きな蛋白成分も尿中に排泄されており，ステロイド薬の効果は低いことが多い．たとえば，巣状分節性糸球体硬化症や膜性増殖性糸球体腎炎などでは，SI は高値を示し低選択性で治療に難渋することが多い．

8

腎機能検査（renal function test）

　腎機能は，大きく糸球体機能と尿細管機能に分けられる．糸球体のもっとも重要な働きは，電解質や尿素などの分子量の小さな溶質を水とともに濾過することである．糸球体での濾過は分子量の大きさによって制限され，健常者ではイヌリン（分子量5,200）は完全に濾過されるが，アルブミン（分子量69,000）はほとんど濾過されない．糸球体濾過の調節は，レニン・アンジオテンシン（renin-angiotensin: RA）系や尿細管・糸球体フィードバック（tubulo-glomerular feedback）機構による糸球体輸入・輸出細動脈圧の変化によってなされている．さらに，糸球体内皮細胞は糸球体毛細血管の緊張度を，メサンギウム細胞は糸球体の血行動態を調節・制御していると考えられている．

　糸球体で濾過され尿細管（近位尿細管，遠位尿細管）へ送られた液体（原尿）中の溶質は，そこで再吸収と分泌が行われる．再吸収・分泌とは物質輸送の方向を意味しており，さまざまな物質輸送の様式〔一次能動輸送，二次能動輸送: 共輸送，交換輸送，受動輸送: 単純拡散，チャネル，エンドサイトーシス〕があげられている．

MEMO

腎臓の働きは？

① 尿をつくる（1 日約 1,500 mL）．

② 体内で不要になった老廃物を尿中に排泄する．

③ 電解質（Na, K, Cl, Ca, P など）のバランスをとり体内の調整に関与する．

④ 酸と塩基（アルカリ）のバランスをとる.

⑤ エリスロポエチンという造血ホルモンを産生・放出して赤血球を増やす: 造血作用.

⑥ 血圧の上昇に関与するレニンや降下作用のあるプロスタグランジンを分泌する: 昇圧・降圧作用.

⑦ 骨に対する保護作用: ビタミン D の活性化.

A 腎機能を表す血液検査の見かた・考えかたは？

　臨床検査は, 腎臓病（AKI, CKD）の診断・治療・予後判定や治療効果の判定にとって, なくてはならない検査である. その検査には前述の尿検査と本項で述べる腎機能検査があるが, 患者に過剰な負担（負荷）をかけることなく的確に行うことが大切である. また, 多額の医療費が使われている現状では, 検査を無駄なく効率的に行うことも求められている.

　AKI・CKD の診療には, 体液・電解質（Na, K, Cl, Ca, P, Mg, Zn）・酸塩基平衡検査（血液ガス分析）, 末梢血液検査, 免疫血清学的検査など多くの検査が用いられている [表10]. しかし, それらの検査結果は腎機能そのものを表すわけではない. 詳細については最近上梓した拙著（必携！　外来での腎臓病診療アプローチ. 中外医学社, 2021. ドクター富野のもっともわかりやすい CKD 集中講義. 総合医学社, 2022）を参照していただきたい.

[表10] 腎臓病の診断に必須の臨床血液検査

1) 生化学検査: 血清尿素窒素（SUN・BUN）, 血清クレアチニン（s-Cr）, 糸球体濾過量（GFR）, 血清 cystatin C, 尿酸（UA）, Na, K, Cl, Ca, P, Mg, Zn, 血清総蛋白（アルブミン）, 血清総コレステロール（TC）, 中性脂肪（トリグリセリド: TG）
2) 血清検査: ASO, ASK, A 群 β 溶連菌抗原, ANCA, 抗 GBM 抗体, 免疫グロブリン（IgG, IgA, IgM, IgD, IgE）, 血清 Gd-IgA1, 血清補体価（CH50）, 補体 C3・C4, 抗核抗体, 抗 DNA 抗体, 血糖（グルコース）, HbA1c, フルクトサミン・グリコアルブミン（糖化アルブミン）
3) 血算など: 赤血球, ヘモグロビン（血色素量）, ヘマトクリット（Ht）血清鉄（Fe）, 鉄結合能（UIBC と TIBC）, フェリチン
4) 血液ガス分析

（富野康日己. 必携！　外来での腎臓病診療アプローチ. 中外医学社: 2021, p21. より引用）

　本項では，採血した検体の生化学・血清検査の結果からいかに腎機能を読み解くかについて触れてみたい．この方法では患者から採血するという侵襲がかかるが，日常診療でいつもよく行われている検査であり大きな問題はない．しかし，正確に検査結果を読み解くためには，正しい採血方法による検査用検体を準備することが大切である（後述，[MEMO] 参照）．

　一般血液検査として血清非蛋白窒素化合物と血清蛋白物質を測定することが可能であり，それぞれの値を腎機能評価のために用いている．

1　血清非蛋白窒素化合物

　血清中の蛋白以外の窒素化合物を非蛋白窒素（non-protein nitrogen: NPN）と総称している．NPN のうち窒素は蛋白代謝，クレアチニンは筋肉のクレアチニン代謝，尿酸はプリン体（核酸）の終末産物である．

a. 血清尿素窒素 （serum urea nitrogen: SUN）

　血中尿素窒素（blood urea nitrogen: BUN）という表現が一般的に用いられているが，実際には尿素窒素値は血清を用いて測定されることから最近は serum urea nitrogen（SUN）の略語が用いられている．SUN 値は，腎（糸球体）機能を知るための検査の一つとして用いられている．食事中の蛋白質や組織の分解などによりアンモニアが産生されるが，肝臓の尿素サイクル（urea cycle）により最終産物である尿素窒素に合成され尿中に排泄される．

[基準値]

　8〜20 mg/dL（女性では，10〜20%低めである）

＊これから述べるどの検査値にも施設間差のあることを理解しておく必要がある．

[異常値の意義]

　原因を問わず腎機能低下（腎不全）では高値を示す．その他に高値を示す原因として上部消化管出血（血液中の蛋白質の吸収亢進による）や外科的手術，重症感染症などがある．一方，低値を示すものには低蛋白食や肝不全，妊娠，蛋白同化ホルモンの大量服用などがある．このように，SUN 値は腎外性の要因により増減することが多いことに注意すべきである．臨床の場で

は，SUN と血清クレアチニン（sCr）を同時に測定し SUN/sCr 比を求め腎外性因子について評価する．健常者の SUN/sCr 比はおおよそ 10 であるが，その比の上昇・低下をみることでさまざまなことが考えられる（後述，p78）．

b. 血清クレアチニン（serum creatinine: sCr）

血清クレアチニン（sCr）も腎（糸球体）機能検査を知りうる重要な検査である．クレアチニンは，筋肉中のクレアチン（creatine）から産生され糸球体から濾過されたのち，尿細管では再吸収されずに尿中にほぼ完全に排泄される．しかし，クレアチニンは糸球体輸出細動脈から出たのち，尿細管の周囲を取り囲む血管網から尿細管腔側に一部排泄されることに注意すべきである．したがって，糸球体機能が低下した状態では尿細管から尿中へクレアチニンが排泄されるため sCr は低値傾向を示すことがある．sCr 値は，筋肉量の多い人（スポーツ選手，筋肉質で運動をよくしている人など）では高くなる．一方，筋肉量の低い人（四肢欠損患者や長期間寝たきりの患者など）では低値を示す．

[基準値]

男性 0.6〜1.0 mg/dL，女性 0.5〜0.8 mg/dL〔測定には，以前はヤッフェ法が用いられていたが，現在は酵素法（クレアチナーゼ-サルコシンオキシダーゼ-ペルオキシダーゼ法）でなされている〕．

[異常値の意義]

糸球体濾過量（GFR）が 50〜80 mL/min では，糸球体の予備能により代償され sCr 値は上昇しないが，50 mL/min 以下になると上昇してくる．さらに，GFR 30 mL/min 以下になると sCr 値は急激に上昇するので注意を要する［図19］．急性腎障害（AKI）では，sCr の高値が著しい．sCr 値は筋肉量に影響され，筋肉量が低下する疾患や長期臥床者では異常低値を示す．SUN ほどではないが，腎外性因子（ショックや脱水，心不全，激しい運動，大量の肉類などの摂取など）の影響を受け異常高値となることもある．

●血清クレアチニンの逆数（1/sCr）は何を表すのか？

血清クレアチニン（sCr）の逆数は糸球体濾過量（glomerular filtration

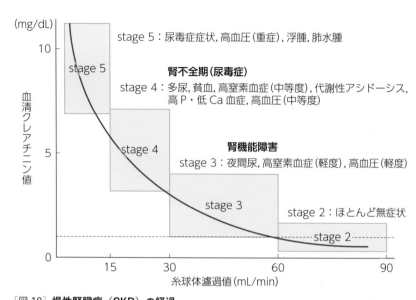

[図 19] **慢性腎臓病(CKD)の経過**
(富野康日己, 編. NEW エッセンシャル腎臓内科学. 医歯薬出版; 2015, p90 より改変)

rate: GFR)に比例するので,sCr が 2 倍になれば GFR は 1/2 に低下している.sCr の逆数(1/sCr)をグラフ上にプロットすると,直線化され腎予後をある程度推察することができるとされ,これまで頻用されてきた [Mitch, et al. Lancet. 1976; 1326-8].とくに,1/sCr が直線化されることで透析導入の時期をある程度推測することができる.この評価は長い経過をみるのに有効であり,急性腎障害(AKI)よりも慢性腎臓病(CKD)の治療(とくに,血液透析療法)開始時期の決定や経過観察に適している.[図 20] には,尿毒症治療薬(AST-120,クレメジン®)による 1/sCr の変化を示した [J Int Med Res. 2009; 37: 205-13].

●**血清クレアチニン sCr と糸球体濾過量 GFR の関係は?**

CKD の病期が進行する(検査値: GFR の低下,sCr 値の上昇)と体内に老廃物が蓄積し,体液の恒常性(水・電解質,酸塩基平衡)が維持できなくなる [図 19].さらに,血圧や造血機能,骨代謝などにも障害が起こり,多彩な症状が出現する.そうした状態が緩徐に進行するのが慢性腎不全(chronic

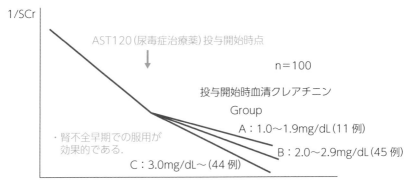

[図20] 慢性腎臓病患者の Slope of 1/sCr time plot からみた AST—120 の適切な投与開始時期
(Evaluation by Mitch, et al. Lancet. 1976; 1326-8)
(Maeda K, et al. The Journal of International Medical Research. 2009; 37: 205-13)

renal failure: CRF）である．CKD は一般に緩徐な経過をとってはいるが，何らかの要因（感冒，発熱，下痢，脱水，薬剤など）によって急激に悪化することがあり（急性増悪: acute on chronic），十分な注意が必要である．

● SUN/sCr 比 10 以上で考えられることは？

① 過剰な蛋白質摂取: とくに動物性蛋白質の摂取．

② 消化管への出血: とくに上部消化管出血（消化管での血液中蛋白質の吸収亢進）．

③ 体蛋白の異化亢進: 熱傷や高熱，副腎皮質ステロイド薬の大量服用，手術，癌などの消耗性疾患など．

④ 下部尿路不完全閉塞

⑤ 尿管直腸吻合術後

⑥ 脱水症: 長時間の激しい運動や異常な発汗，下痢，熱傷，アジソン病，腸閉塞，腹膜炎，出血（胃腸や内臓），肺炎など．

⑦ 重篤な心不全．

⑧ 外傷や手術などでの大量出血による急速な腎血流量の低下など．

● SUN/sCr 比 10 未満で考えられることは？

① 低蛋白食療法・摂取.

② 透析療法実施時: 透析療法では, sCr に比べ SUN のほうが体内から大量に除去される.

c. 血清尿酸 (uric acid: UA)

　尿酸は, 主に肝臓や骨髄, 筋肉で産生され腎糸球体から濾過されたのち, 大部分が尿細管で再吸収される. 腎臓からは尿中に 1 日 400～600 mg の尿酸が排泄される. 腎臓からの尿酸の排泄機序は複雑であるが, 一般には以下の 4 つの調節機序があるとされている.

① 血漿中の尿酸は大部分が遊離型であり, 糸球体でその大部分が濾過される.

② 近位尿細管でそのほとんどが再吸収される.

③ 近位尿細管遠位側または遠位尿細管において尿酸の GFR の約 80％に相当する量が分泌される.

④ このうち 70％程度が遠位尿細管で再吸収されると言われている.

　その結果, 尿酸の GFR の約 10％が尿中に排泄されることになる. 高尿酸血症 (hyperuricemia) は, 生体内での尿酸の産生亢進と腎臓からの排泄低下のいずれか, またはその両者によって引き起こされる (前述, p72). 生体内での尿酸の溶解能力を超えると尿酸は組織 (関節や腎臓) に沈着し, 痛風 (gout)・痛風腎 (高尿酸血症による腎障害: gouty kidney) になったり, 尿路 (尿酸) 結石 (urinary stone, urolithiasis) を引き起こしたりする. 痛風腎では腎皮質よりも髄質に障害が起こりやすいため, 夜間尿 (nocturia) などの尿濃縮力の低下が現れやすい. 蛋白尿はやや遅れて出現する. また, 尿酸はメタボリックシンドローム〔内臓脂肪の蓄積 (ウェスト周囲径の増大) が必須条件で, それに高血圧, 耐糖能異常, 脂質代謝異常の 3 項目のうち 2 項目以上を満たした場合をいう〕〔日本内科学会誌. 2005, 94, 188〕や循環器疾患との関連も深い.

8 腎機能検査 (renal function test)

[基準値]

成人男性 4.0〜7.0 mg/dL, 成人女性 3.0〜5.5 mg/dL.

[異常値の意義]

高尿酸血症 (hyperuricemia) を示す原因として, プリン体 (プリン塩基) の過剰摂取や核酸代謝の亢進, 腎機能低下などがあげられる. また, サイアザイド系利尿薬 (降圧薬) の服用や高インスリン血症も高尿酸血症の原因となる. 高尿酸血症の持続は, 血管内皮細胞障害や血管平滑筋増殖の原因となる. また, 高血圧での降圧の妨げにもなっている. 逆に高度な低尿酸血症 (hypouricemia) では, 尿酸のもつ抗酸化作用が低下し AKI を引き起こすことがあり注意を要する.

d. 免疫グロブリン A(IgA)/補体 C3・C4 測定と IgA 腎症(IgA nephropathy) の診断・進行度

IgA は, 成人の血清免疫グロブリンの 10〜13％を占め粘膜系での液性免疫に関与している蛋白であり, 抗体活性を有している. 唾液や乳汁, 涙液中の主な抗体であり, 消化管や呼吸器, 泌尿器などの分泌液中の防御抗体 (secretory IgA) としても働いている. IgA を含めた免疫グロブリンは形質細胞で産生され, 抗体産生系に異常をきたす疾患, たとえば各種感染症や腫瘍, 自己免疫疾患などの診断や経過観察, 治療効果判定に用いられている.

補体 (complement) とは血液中に存在する蛋白質で, 免疫機能に関与している. 補体 C3 は, 補体の 3 つすべての活性化経路に関与する分子であり, 補体 C4 は古典経路 (classical pathway) とレクチン経路 (lectin pathway) に関与する分子である. 両者を測定することで, 活性化している補体経路を鑑別することができる. 補体 C3 のみが低下していれば, 第 2 経路 (alternative pathway) の活性化が起こる疾患か factor H 欠損症 (factor H: 第 2 経路の調節因子) が, 補体 C4 のみが低下していれば古典経路の活性化が起こる疾患と遺伝性血管性浮腫 (HAE) が疑われる.

[基準値]

IgA: 110〜410 mg/dL (IgA1 と IgA2 のサブクラスがある)

補体 C3: 86〜160 mg/dL

補体 C4: 17〜45 mg/dL

[IgA 腎症での意義]

　確定診断は腎生検による病理組織学的診断によるが，IgA 腎症は糸球体メサンギウム領域，一部糸球体毛細血管壁に多量体 IgA（IgA1）と補体 C3 の顆粒状沈着を示す慢性メサンギウム増殖性糸球体腎炎である．以下のような臨床的特徴があり 4 項目中 3 ないし 4 項目あれば，IgA 腎症である可能性が高い [Nephron. 2002; 91: 755-8] [J Clin Lab Anal. 2003; 17: 73-6] [J Clin Lab Anal. 2008; 22: 114-8].

① 顕微鏡的血尿: 尿沈渣赤血球 5 個/HPF 視野（400 倍）以上
② 蛋白尿: 0.3 g/日以上
③ 血清 IgA: 315 mg/dL 以上
④ 血清 IgA/C3: 3.01 以上

　IgA 腎症では血清 IgA/C3 比が高値を示す傾向にあり，3.01 以上は診断上重要な検査成績である．年次での血清 ΔIgA/C3 は，血清クレアチニン（s-Cr）値と正の相関を示し，末期腎不全（end stage kidney disease: ESKD）への進展に関与していると思われる．さらに，口蓋扁桃摘出術（扁摘）＋ステロイドパルス療法により血清 ΔIgA/C3 は有意に低下していた．したがって，血清 IgA/C3 比の経時的検索は IgA 腎症の予後を占ううえで重要なマーカーとなりうるものと考えられる．さらに，血清ガラクトース欠損糖鎖異常 IgA1 が高値を示す患者は，IgA 腎症である可能性が一層高くなる（IBL ELISA キット）．

2　血清蛋白物質

　血清中には数多くの蛋白物質が認められるが，腎機能のマーカーとして注目されているものに血清シスタチン C と血漿ペントシジンがある．

a. 血清シスタチン C（serum cystatin C）

　血清シスタチン C は，分子量 13,000 の塩基性低分子蛋白で，そのほかの血

8　腎機能検査（renal function test）

漿蛋白と複合体を形成することはなく糸球体で濾過される．その後は，ほとんどが近位尿細管で再吸収され分解される．そのため，血清シスタチン C 濃度は，糸球体濾過量（GFR）に依存している．血清シスタチン C は，クレアチニンのように筋肉量に左右されず年齢や性別，体格などの腎外性影響を受けにくいという特性を有している．臨床的には，sCr では検出できない軽度の腎機能低下を診断するのに優れている［J Clin Lab Anal. 2001, 15, 25-9］［J Clin Lab Anal. 2001, 17, 164-7］．そのため，血清シスタチン C による GFR が新しいマーカーとして用いられている．血尿や蛋白尿が見つかった場合には，血清 Cr が基準値内であっても血清シスタチン C を一度は測定すべきである．しかし，血清シスタチン C は妊娠や HIV 感染症，甲状腺機能亢進症・低下症，薬剤（副腎皮質ステロイド薬，免疫抑制薬など）の影響を受けるので注意が必要である．甲状腺機能亢進症では増加し，低下症では低下する．しかし，血清シスタチン C は腎不全になると 5〜6 mg/L で値が頭打ちになるので，高度な腎機能低下患者では使いにくい．その時点からは sCr 値と sCr 値から計算する推算糸球体濾過量（eGFRcreat）値が用いられる．血清シスタチン C は，3 ヵ月に 1 度の測定が保険適応となっている．

[基準値]

　0.53〜0.95 mg/L（血清）（ラテックスネフェロメトリー）

[異常値の意義]

　血清クレアチニン（sCr）値は GFR 30 mL/min 以下になると上昇してくるのに対し，血清シスタチン C は GFR 70 mL/min 以下で上昇してくるという特徴がある．したがって，血清シスタチン C 値の上昇は早期糸球体障害を示唆している．また，血清シスタチン C は血管内皮細胞障害のマーカーとしても用いられている．喫煙者では，eGFRcys は eGFRcreat とは違い低下しているとの報告もみられるが，その原因についてはよくわかっていない．

b. 血漿ペントシジン（plasma pentosidine）

　ペントシジンは，後期蛋白糖化反応（蛋白の非酵素的糖化）での生成産物の一つであり，その生成には糖化（glycation）とともに酸化（oxidation）の過程を含むことから glycooxidation products（GOP）とも呼ばれている．

測定法には，競合法を利用した ELISA（固相酵素免疫学的測定法）を用いている．

〔基準値〕

9.15〜43.1 ng/mL（FSK ペントシジン，伏見製薬）

[異常値の意義]

　血中ペントシジン高値の理由として，ペントシジンの主要な排泄経路である腎でのクリアランスの低下や糖化の標的となる血漿蛋白の蓄積によるメイラード反応の亢進があげられている．血漿ペントシジンは，非糖尿病性腎疾患の早期診断に用いられる．つまり，腎機能の低下に伴う酸化ストレスの亢進により産生が亢進し血中濃度が上昇するため，慢性糸球体腎炎や腎硬化症などの診断に用いられている．しかし，HbA1c と血漿ペントシジンの間には相関性を認めることから糖尿病性腎症の早期診断には用いるべきではないとされている．リウマチ様関節炎や重症のアトピー性皮膚炎でもペントシジンは高値を示したとの報告があるので注意を要する．

3　ホルモン

a. 心房性ナトリウム利尿ペプチド（atrial natriuretic peptide, ANP），脳性ナトリウム利尿ペプチド（brain natriuretic peptides, BNP）

　ANP は主に心房から，BNP は主に心室で産生されるホルモンである．これは腎機能をみる検査ではないが，合併する心不全をはじめとする心・血管疾患の診断と病態把握，予後評価に用いられている．しかし，これらの値からどういった心臓疾患であるのかを特定することは難しい．

〔基準値〕

ANP 43.0 pg/mL 以下，BNP 18.4 pg/mL 以下

[異常値の意義]

　ANP・BNP は心不全や心筋梗塞，心肥大，肺高血圧症などの心疾患で重症度に比例して増加し，治療の効果が現れると低下する．BNP（N-terminal prohormone of brain natriuretic peptide, NT-proBNP）は，息切れを主訴とするうっ血性心不全の鑑別に有用である．心疾患のスクリーニングで問題になるのは，50〜100 pg/mL 以上である．

ANP・BNP は，腎機能の影響を比較的受けにくいとされている．一方，NT-proBNP の代謝は腎臓からの排泄にほぼ依存しているので軽度の腎機能低下でも増加するため注意が必要である．

MEMO

血液検体の種類

臨床検査用の血液検体には，1）採取した血液を全血のまま用いるものと，2）遠心分離して得られた血清や血漿を用いるものがある．

正しい採血の方法

・静脈血: 真空採血管を用いる方法と注射器を用いる方法がある．血液の差し替えが不要で密栓状態で扱えることや抗凝固薬との混和が迅速にできて溶血を防ぐことができることから，真空採血管を使用することが多い．

① 第 1 に採血管や必要器具の準備と確認を行う．

② 姓名，誕生日などにより患者本人の確認を行う．これは必須の確認事項である．次いで，アルコールでの消毒で発疹・発赤やかゆみなどの皮膚症状が出たことがないかを問診する．

③ 採血に用いる血管は，原則として肘正中皮静脈や橈側皮静脈，尺側皮静脈のいずれかを選択する．血管の太さや深さ，弾力性などを参考にする．

④ 針とホルダーをしっかりと接続してあることを確認する．

⑤ 患者の適正な姿勢（座位，臥位）を確保する．

⑥ 駆血帯は穿刺部位の 7〜10 cm ほど近位部に巻くようにする．駆血時間は 1 分以内になるように注意する．

⑦ 選択した血管を十分に怒張させ，手袋をした人差し指で触れ血管の走行や弾力性を再確認する．

⑧ 80% エタノールまたは 70% イソプロピルアルコール綿を用いて穿刺箇所を中心部から外側に向かって円を描くように消毒する．次いで，よく乾燥させる．アルコールへのアレルギーがある場合には，ベンザルニコウム塩化物やクロルヘキシジングルコン酸塩などを用いる．

⑨ 採血針を差し込んだのち，ホルダーをしっかり保持し採血管をまっすぐ押し込む．手のしびれなどの有無を確認し神経の損傷には十分注意する．

⑩ 採血量は，原則として1回あたり20 mLを超えないようにする．

⑪ 採血管を採血針から抜去し速やかにかつ，泡をたてないように緩やかに転倒混和を行う．

⑫ 採血管を抜いたのちに駆血帯をはずす．

⑬ 採血針の抜去は駆血帯をはずしたのちに行う．消毒綿で軽く押さえながら行う．抜去後速やかに穿刺部位を5分間ほど患者（被検者）の協力を得て圧迫・止血する．

・動脈血: 血液ガス分析に用いられ，医師が採血する．採血部位として橈骨動脈や大腿動脈，上腕動脈，足背動脈などが選択される．

B　腎機能検査の見かた・考えかたは？

腎機能検査は，糸球体機能検査と尿細管機能検査に大別される．［表11］には，おもな腎機能検査を腎・尿路の機能構築（組織）に合わせ呈示する．本項では，それらのうち臨床診療で広く行われている検査項目について概説する．

1　糸球体濾過量（glomerular filtration rate: GFR）

a. クリアランス（clearance）とは？

クリアランスとは「体内で産生された物質，あるいは体外から注入された物質が1分間にどのくらい糸球体から濾過されたか（クリアされたか）をみる機能検査」である．内因性クレアチニンクリアランス（CCr）は，体内で産生されたクレアチニンのクリアランス（CCr）を求めることで糸球体濾過量（GFR）を示すとしている．24時間内因性CCrや2時間CCrなどがあるが，内因性CCrは高度の腎機能低下患者やネフローゼ症候群患者では，実際のGFRよりも高めの値をとる．それは，前述したようにクレアチニン（Cr）は一部尿細管から分泌され尿中に排泄されるからである（前述，p76）．その

右余白: 8　腎機能検査（renal function test）

[表 11] 腎機能検査

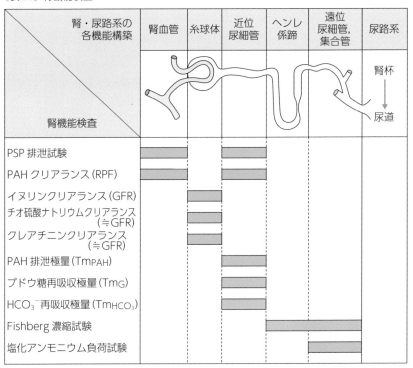

腎機能検査 \ 腎・尿路系の各機能構築	腎血管	糸球体	近位尿細管	ヘンレ係蹄	遠位尿細管,集合管	尿路系
PSP 排泄試験	■		■			
PAH クリアランス (RPF)	■		■			
イヌリンクリアランス (GFR)		■				
チオ硫酸ナトリウムクリアランス (≒GFR)		■				
クレアチニンクリアランス (≒GFR)		■				
PAH 排泄極量 (TmPAH)			■			
ブドウ糖再吸収極量 (TmG)			■			
HCO$_3$$^-$ 再吸収極量 (TmHCO$_3$)			■			
Fishberg 濃縮試験				■	■	
塩化アンモニウム負荷試験					■	

■ 主な関連部位

　ような因子を除外して真の GFR を正確に知ることができるゴールドスタンダードは，糸球体で完全に濾過され尿細管では再吸収や分泌（排泄）の影響を受けないイヌリンを用いたイヌリンクリアランスである．イヌリンは分子量 52,000 の多糖類である．静脈内注射（静注）後に血漿蛋白とは結合せず，糸球体で完全に濾過されたのち尿細管では再吸収や排泄を受けないので，GFR の測定にとっては理想的な物質である．

　近年，臨床の場でイヌリンクリアランスを行うことができるようになったが，検査の操作がやや煩雑なことが欠点であり，腎臓専門医でも実施していないことがある．一般診療の場では，年齢と性別，sCr 値から推算糸球体濾過量（estimated GFR: eGFR）を求めている．eGFR の値により CKD のス

テージ分類を行う［表3］（前述，p8）．

b. クレアチニンクリアランス（creatinine clearance: Ccr）

1) 短時間法

［検査前の処置］

検査当日は朝食をとらず，検査終了まで安静にする．患者の身長と体重を測定して体表面積（body surface area: BSA）を求める．BSAはインターネットに身長（cm）と体重（kg）を入れ，デュポア式や新谷式，藤本式で計算する．そのいずれかの式を採用する．

［採血・採尿］

排尿後微温水を約500 mL飲み，その約60分後に採尿する．完全に排尿し終わった時刻を正確に記録し検査開始時刻とする．開始約30分後に採血し遠心分離して血清を得る．開始から約60分で完全排尿し，終了時刻を正確に記録する．

［定量検査］

尿中および血清中クレアチニン（Cr）濃度を定量する．

［注意点］

完全に排尿することが誤差を防ぐことになる．

2) 24時間法

［採血・採尿］

一定時刻に完全排尿させた以後の尿を翌日の同時刻まで蓄尿する．1日（24時間）の尿量を測定し，その一部を用いて尿中Crの測定を行う．採血は早朝空腹時ないしは昼食前に行い，採血後速やかに遠心分離して血清を得る．

［定量検査］

尿中および血清中Cr濃度を定量する．

［注意点］

細菌が増殖した尿では，尿pHや細菌のもつクレアチナーゼの働きによりCrが分解されるため，過小評価される危険性がある．

8

腎機能検査（renal function test）

3) Ccr の計算（短時間法，24 時間法）

定量した尿中 Cr 濃度（mg/dL），血清 Cr 濃度（mg/dL）および１分間尿量（mL/min）［24 時間法では，24 時間尿量を 1,440（分）で除した値を使用する］から，以下の計算式で Ccr を算出する．

Ccr＝Ucr×V/Pcr×1.73/A

Ccr: クレアチニンクリアランス（mL/min/1.73 m^2）

Ucr＝尿中 Cr 濃度（mg/dL）

Pcr＝血清 Cr 濃度（mg/dL）

V＝短時間（1 分間）あたりの尿量（mL/min）

A＝身長・体重から求めた体表面積（m^2）

［評価基準］

70～130 mL/min（性・年齢差あり）

Ccr 推算式（Cockcroft-Gault の式，Nephron 1976, 16: 31-41）:

推定 Ccr（mL/min）＝（140－年齢$_{歳}$）×体重$_{Kg}$/（72×血清 Cr）

（女性では，0.85 倍とする）

［臨床的意義・留意点］

血清 Cr 濃度は食事の影響はあまり受けず，Cr は体内でできた内因性物質であるため外因性物質の負荷を必要としないので GFR を評価するために広く用いられている．しかし，血清 Cr 濃度は筋肉量の多い人は高めに，少ない人は低めに出るので，値には考慮する必要がある．また，糸球体から出た Cr が尿細管を取り巻く血管網から尿細管内に排泄されるため，GFR が低下した患者では値が過大に評価され高めの値をとることが懸念されている（**過大評価**）（前述，p86）．シメチジン（タガメット®）やスピロノラクトン（アルダクトン A®），トリメトプリル（バクタ®），プロベネシド（ベネシッド®）などの服用患者では，近位尿細管における排泄が Cr と競合し Cr の分泌が抑制されるため，Ccr は実際よりも低値を示すことがあるとされている（**過小評価**）．

c. 推算糸球体濾過量（estimated GFR）

1）eGFRcreat

　　eGFRcreat は決められた推算式によって求められるが，現在では血清 Cr 値と年齢，性別をインターネットに入れるだけで簡便に求められるようになっている．ヤッフェ法による血清 Cr 濃度は酵素法に比べ 0.1〜0.3 mg/dL ほど高い値を示すが，現在はどの施設も酵素法によって求められている．しかし，海外では依然としてヤッフェ法を用いている施設もあり，海外からの紹介患者では値の解釈に注意が必要である．CKD の診断には GFR が必須であるが，簡単に値が求められる eGFR が使用されている．

[臨床的意義・留意点]

① 血清 Cr は，腎（糸球体）機能が 50%（mL/min）を下回らないと上昇しないので，初期の腎機能障害を反映することができない．

② Cr は筋肉量と比例するため，筋肉量の減少した高齢者や女性では血清 Cr は低値を示す．そのため，腎機能（GFRcreat）を過大に評価する危険性がある．逆に筋肉量の多いスポーツ選手などでは血清 Cr は高値を示すため腎機能を過小評価することがある．

③ したがって，正確な糸球体濾過量を評価するためには，イヌリンクリアランスもあわせて評価することが望ましい（後述，p90）.

2）eGFRcys

　　血清シスタチン C（cys）濃度と年齢，性別から GFR を推算式により計算する方法である．現在は血清 cys 値と年齢，性別をインターネットに入れるだけで簡便に求められるようになっている．

[評価基準（eGFRcreat, eGFRcys）]

90 mL/min/1.73 m^2 以上．

[臨床的意義・留意点]

① 血清 cys は血清 Cr に比べ腎機能障害が軽度な時期から上昇するため，より早期の腎（糸球体）機能の低下を評価できる．

② cys は腎外での代謝・排泄が推察されており，その値が 5〜6 mg/L（腎不全）で頭打ちとなる．その場合には，血清シスタチン C の代わりに血清

Cr 値や GFRcreat の値を求めることになる.

③ 血清 cys 測定は，3ヵ月に1回に限り保険算定が可能であり，腎機能低下が保険病名である.

MEMO

自験例での検討: 3 つの方法で測定した.

53 歳，女性，IgA 腎症・高血圧

体重 48 kg，身長 156 cm

血清 Cr 0.64 mg/dL

血清シスタチン C 0.9 mg/L

推定 Ccr: Cockcroft-Gault の式での計測 77.03 mL/min

eGFRcreat: インターネットでの計測 74.8 mL/min/1.73 m^2

eGFRcyst: インターネットでの計測 79.0 mL/min/1.73 m^2

d. イヌリンクリアランス（inulin clearance: Cin）

Cin は国際的にも GFR 測定のゴールドスタンダードとされている．それは，体内に投与されたイヌリンは血液と細胞間隙に分布し，糸球体で完全に濾過され尿細管では再吸収も分泌も受けずに尿中に排泄されることから，GFR をみるうえで理想的な薬物動態をもっているためである．糸球体で血液から1分間に濾過される液量を評価する GFR の指標となっている．

Cin の測定方法には標準法（3回平均法）と簡易法の2つがある．1% イヌリンを含む生理食塩水にパラアミノ馬尿酸（PAH）を混注すると PAH クリアランスによる有効腎血漿流量（renal plasma flow: RPF）も同時に測定することができる ［図 21］．

本項では煩雑な操作が少ないことから Cin の簡易法について述べる.

1) 簡易法 ［図 22］

・イヌリンの持続静注下で約1時間程度の蓄尿を行う.

・検査当日は絶食とするが，飲水は自由とする.

・蓄尿の前後で採血を2回行い，クリアランスを求める.

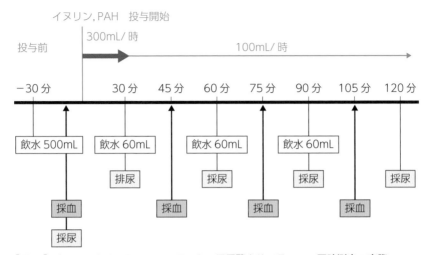

[図 21] **イヌリンクリアランス，パラアミノ馬尿酸クリアランスの同時測定の実際**
(Orita Y. et al. Jpn J Nephrol 47: 804-812, 2005. より)

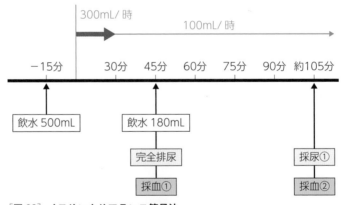

[図 22] **イヌリンクリアランス簡易法**
(Horio M, et al. Clin Exp Nephrol 2009, 13: 61-5. より)

・採血/採尿: イヌリン投与開始 15 分前に 500 mL を飲水し，イヌリンの投
与を行う．イヌリンはイヌリード注 1 バイアル（40 mL: イヌリン 4 g を
含む）を生理的食塩水 500 mL に希釈し総量 540 mL とする．ついで，希
釈したイヌリンを輸液ポンプを用いて検査開始 30 分までは 300 mL/hr

8

腎機能検査（renal function test）

で点滴静注し，その後は 100 mL/hr で投与（点滴静注）する．以後，約
105 分まで継続する．イヌリン投与開始 45 分後に 180 mL の飲水と完全
排尿させ，1 回目の採血（2 mL）を行う．60 分蓄尿を目安に尿意があっ
た時点で採尿させ，約 105 分で 2 回目の採血（2 mL）と採尿を行う．蓄
尿時間を正確に記録する．

・計算: イヌリンの血中濃度は，2 回の採血の平均を用いる．

Cin＝Uin×V/Pin×1.73/A

Cin: イヌリンクリアランス（mL/min/1.73 m^2）

Uin＝尿中イヌリン濃度（mg/dL）

Pin＝血清イヌリン濃度（mg/dL）

V＝短時間（1 分間）あたりの尿量（mL/min）

A＝身長・体重から求めた体表面積（m^2）

＊イヌリン（イヌリード注）の副作用として，呼吸困難や血圧低下，頭痛
などがあり適切な処置が必要なことがある．

[評価基準]

男性 72〜176 mL/min/1.73 m^2，女性 81〜137 mL/min/1.73 m^2

[臨床的意義・留意点]

①GFR 測定のゴールドスタンダードであるが，外因性物質であるイヌリン
を静脈内注射するため侵襲性がある．

②頻回の採血・採尿が必要であり，手技がやや煩雑であることから，日常の
診療にはそれほど普及していないのが現状である．そこで，60 分間程度の
1 回蓄尿のみで行うことができる簡易法が用いられている．

③簡易法での Cin 値は，標準法でのそれに比べやや低値となるが，その差は
わずかであり臨床上問題にはならないとされている．

④血清中にフルクトースが含まれていると血清イヌリン値が高値になるこ
とが知られている．そのため，Cin の測定時にはフルクトース含有食品
（ショ糖を含むもの）や甘味料（炭酸飲料，ソフトドリンク，菓子，ゼ
リー，ジャムなど）の摂取を厳禁する．

⑤ メチルドパ水和物（アルドメット®）やウラピジル（エブランチル®），ア
ムノリン（アムコラル®）などの薬剤もイヌリン濃度に影響を与えると言
われているので，可能であれば休薬する．あるいは，別の作用機序をもつ
薬剤に変更する．

2 腎血管・近位尿細管機能

a. パラアミノ馬尿酸（para-aminohippuric acid: PAH）クリアランス

パラアミノ馬尿酸（PAH）は，糸球体での濾過と近位尿細管からの分泌に
より血漿中からほぼ完全に除去される．PAHは尿細管では再吸収されない．
したがって，PAHクリアランスは腎臓を通過する腎血漿流量（renal plasma
flow: RPF）を表すとされている．つまり，RPFは単位時間（1分）あたり
の腎臓を流れる血漿量である．

[評価基準]

男性 519±10 mL/min，女性 496±10 mL/min（加齢により減少する）

b. 腎血流量（renal blood flow: RBF）

下記の式から求めることができる．RBFは腎臓を流れる血液量のことであ
る．

$$RBF = RPF \times [100/(100-Ht)]$$

Ht: ヘマトクリット値

[評価基準]

1,000 mL/min

c. 濾過率（filtration fraction: FF）

濾過率（FF）はGFR/RPFで求められ，基準値は 0.18〜0.22 である．FF
はRPFに対するGFRの比率を示しており，腎臓に到達して尿細管に入る液
体（原尿）の割合を表す一般的な指標である．たとえば，溶連菌感染後急性
糸球体腎炎や慢性糸球体腎炎の初期では，GFRの低下に比べRPFは維持さ
れているのでFFは低下する．

8
腎機能検査（renal function test）

d. PSP（phenolsulfon phthalein）排泄試験

PSP という色素を用いて行う腎機能検査である．PSP は94%が近位尿細管から，残りの6%は糸球体から排泄されるので，この検査は主として近位尿細管の機能を反映するとされている．ただし，PSP 静注15分後の尿中排泄量がもっとも RPF を反映する．糸球体腎炎や高血圧性腎硬化症，糖尿病性腎臓病（DKD）などでの腎機能の評価に用いられている．

［検査の手順］

まず300 mL を飲水し30分後に排尿する．すぐに PSP 注射液1 mL（PSP として6 mg）を静脈内または，筋肉内に注射する．そして，15分，30分，60分，120分後に採尿して色素量を調べる．注射15分後の排出量が重視される．

［評価基準］

15分排出量は健常者で25〜50%（平均: 35%）であり，25%以下は病的と判定する．120分排出量では健常者平均70%であり，55%以下は異常とされる．PSP 過敏症として，発赤や皮膚瘙痒感，顔面紅潮，胸内苦悶，血圧低下などがある．詳細は日本薬局方フェノールスルホンフタレイン注射液（日本標準商品分類番号: 877225）添付資料を参照されたい．

3　尿細管機能検査（tubular function test）

a. フィッシュバーグ（Fishberg）濃縮試験

12〜14時間の水制限による尿濃縮試験であり，簡易な腎髄質機能検査である．本試験の目的は，一定時間飲水を禁止することにより脱水状態にして血漿浸透圧を上昇させ，抗利尿ホルモン（antidiuretic hormone: ADH，脳下垂体後葉から分泌されるホルモン）の分泌を促し，その結果どの程度尿が濃縮されるかをみることである［図23］．

1）測定方法

① 検査前の処理: 試験前日は午後6時までに，"蛋白質を多く含んだ水分少なめの食事"を摂ってもらい，それ以後は飲食を禁ずる．就寝前に排尿し，夜間の尿は捨てる．

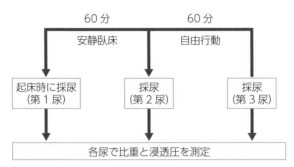

[図 23] フィッシュバーグ濃縮試験
(富野康日己, 小﨑繁昭監修. 尿検査・腎機能検査の実際と臨床的意義. 臨床病理レビュー特集第 152 号. p142 より引用)

② 採血・採尿: 検査当日の起床時に採尿する（第 1 尿）. 安静臥床を続け 1 時間後に採尿する（第 2 尿）. その後, 起床し自由行動とする. さらに 1 時間後に採尿する（第 3 尿）.

③ 定量検査: 各尿（第 1～3 尿）の比重と浸透圧を測定する.

[評価基準]

第 1～3 尿のいずれかで尿比重 1.025 以上, 尿浸透圧 850 mOsm/kg 以上であれば正常とみなされる. 尿比重 1.020 以下, 尿浸透圧 750 mOsm/kg 以下であれば, 明らかな尿濃縮力低下である.

[臨床的意義・留意点]

① 近位尿細管に続くヘンレ（Henle）係蹄と遠位尿細管, 集合管の濃縮能をみる試験である.

② 尿濃縮の機序は浸透圧勾配によるので, 濃縮力は比重よりも浸透圧で表すほうが合理的である（前述, p21）.

③ 尿濃縮力は加齢に伴って低下する. また, 男性は女性よりも高くなることに留意する.

④ 夏季では高浸透圧になりやすい.

⑤ 外来早朝尿で基準をみたす濃縮尿であれば, 一晩の水制限後の随時尿で大まかな評価は可能である. このような結果であれば, 患者の負担や脱水によるリスクも大きいのでフィッシュバーグ（Fishberg）濃縮試験はあえて

行わないことがある.

[尿濃縮障害]

① 中枢性尿崩症: 抗利尿ホルモン（ADH）の分泌障害.

② 腎性尿崩症: ADH 反応性の障害.

③ 腎実質障害: 鑑別すべき疾患として尿細管・間質性腎炎や腎不全, 低 K 血症, 高 Ca 血症, 慢性腎盂腎炎, アミロイドーシス, シェーグレン症候群, 閉塞性尿路疾患, Bartter 症候群などがある.

b. 塩化アンモニウム（NH₄Cl）負荷試験

検査の目的は, 酸として塩化アンモニウム（NH_4Cl）を経口的に服用することで体内の高クロール性代謝性アシドーシスを助長させ, 潜在的な尿酸性化障害の有無を調べることである. 測定方法には 8 時間法と 3 日間法があるが, 患者の負担軽減を考え 8 時間法を用いることが多い.

1）8 時間法 [図 24]

[測定方法]

(1) 検査前の処理: 早朝起床時（8：00）に完全排尿させる. 検査中は安静にしてもらうが, 食事の制限はしない.

(2) 採血・採尿: 試験開始から 1 時間後（9：00）に対照として採尿と血液ガス分析を行い, 軽い食事と水分を摂らせる. 開始 2 時間後（10：00）に採尿し, NH_4Cl 粉末 0.1 g/kg 体重を水 500 mL とともに 1 時間かけて**ゆっくりと**服用させる. オブラートやゼラチンカプセルを用いてもよい. 11：00 から 18：00 まで 1 時間おきに採尿し（採尿時間と尿量を記載する）, 13：00 に血液ガス分析を行う. その間, 適宜飲水してかまわない.

(3) 定量検査: 尿の pH を調べたのち, 滴定酸[注]とアンモニウムイオン（NH_4^+）, 重炭酸イオン（HCO_3^-）を定量する. ただし, 滴定酸の約 60%はリン酸二水素イオン（$H_2PO_4^-$）であり, HCO_3^- は通常尿中には認められない. 血液では動脈血の pH および HCO_3^-, 電解質（Na, K）を測定する. つまり, 酸血症（acidemia: 血液 pH 7.35 未満）でも尿 pH

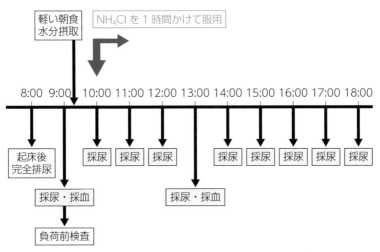

[図24] 塩化アンモニウム負荷試験
(富野康日己, 小崎繁昭 監修. 尿検査・腎機能検査の実際と臨床的意義. 臨床病理レビュー特集第152号. p143より引用)

が5.5以下にならなければ, 尿の酸性化障害(水素イオンH⁺の排泄障害)があると判断される.

注) 滴定酸

　滴定酸とは, 尿をpH7.4になるまで酸で滴定(化学反応を利用して溶液中の物質の量を測定する方法)したときに消費されるアルカリから求める酸の量のことである.

[評価基準]

　基準値は, 血液pHが7.35以下に低下したときに尿pHは5.5以下である.

[臨床的意義・留意点]

① 本試験は, 主として遠位尿細管性アシドーシスと近位尿細管性アシドーシスの鑑別に用いられる.

② 遠位尿細管性アシドーシスでは, NH₄Cl負荷による代謝性アシドーシスを回復させるのに必要な遠位尿細管での水素イオン(H⁺)の積極的な分泌能が低下しているため, 尿pHは低下せず常に5.5以上を示す. また, 滴定酸・NH₄⁺も低値のままである.

③ 近位尿細管性アシドーシスでは，NH_4^+排泄量が軽度低下する以外は正常であることから遠位尿細管性アシドーシスとの鑑別が可能となる．

④ NH_4Cl 負荷後の血漿 HCO_3^- 濃度は，18〜22 mEq/L 以下，pH は 7.35 以下を目標とする．

⑤ NH_4Cl 服用により悪心・嘔吐や下痢などがみられることがあるため，空腹時には検査を実施しない．また，服用は 1 時間くらいをかけ**ゆっくり**と行う．

⑥ 高 K 血症や中等度以上の代謝性アシドーシスや腎不全，高度の肝機能障害をもつ患者では，負担が大きいので本試験は行わない．また，GFR が低下し腎障害が明らかな場合には，本試験を行う意義はないと思われる．

MEMO

尿細管性アシドーシス（renal tubular acidosis: RTA）とは？

RTA は尿細管機能の障害により代謝性アシドーシスをきたす症候群である．しかし，腎不全における代謝性アシドーシスは RTA には分類されない．RTA はアニオンギャップ〔$Na^+-(Cl^-+HCO_3^-)$〕が正常の高クロール性代謝性アシドーシスであり，HCl（または，NH_4Cl）の蓄積または $NaHCO_3$（または，その同等の物質）の喪失が原因となる．

RTA は遠位型（1 型），近位型（2 型），高 K 性（4 型，低アルドステロン血症型）の 3 つに分類される．

① 遠位型 RTA（1 型）: 集合管での水素イオン（H^+）の排泄障害があり，尿 pH は 5.5 以上である．

② 近位型 RTA（2 型）: 近位尿細管での重炭酸イオン（HCO_3^-）の再吸収障害による状態であり，アシドーシス存在時に尿 pH は 5.5 以下である．

③ 高 K 性 RTA（4 型，低アルドステロン血症型）: 高 K 血症による酸の排泄と K の分泌低下がアシドーシスに関与している．低レニン・低アルドステロン血症により診断されることが多い．

[富野康日己. 必携！ 外来での腎臓病診療アプローチ. p69-70, 中外医学社, 2021.]

腎生検（renal biopsy）

　血尿，蛋白尿あるいはその両者を指摘され，腎専門外来を受診する患者は多い．その後，尿検査（尿一般検査，尿沈渣鏡検，尿細胞診）を反復して行うとともに，血液検査や生化学検査，免疫血清学的検査，腎機能検査などの検査をすすめ，さらに静脈性腎盂造影（IVP）や腎超音波検査，ときに CT・MRI 検査などの形態学的検査を行っている．これらの検査により臨床診断はもとより腎組織障害度や予後などをある程度推察しうるが，最終診断は腎生検による病理組織診断にゆだねられている．

［富野康己．新版 腎生検アトラス―腎組織からみた治療へのアプローチ．医歯薬出版: 2004，p19-123．］

参考とした教科書・解説書

1) 伊藤機一（監修）．尿沈渣走査電顕アトラス．医歯薬出版，1990．
2) 伊藤機一，富野康日己．症例から学ぶ尿検査の見方・考え方 第 3 版．医歯薬出版，1996．
3) 富野康日己．腎生検アトラス第 2 版．医歯薬出版，1998．
4) 伊藤機一．尿の知識．東海大学出版会，2009．
5) 富野康日己（編集）．臨床検査基準値．中外医学社，2011．
6) 尿検査教本編集委員会（監修）．尿検査教本 From 2013．臨床病理刊行会，2013．
7) 富野康日己，小﨑繁昭（監修）．尿検査・腎機能検査の実際と臨床的意義—若手医師と臨床検査技師のために—．臨床病理刊行会，2014．
8) 金井正光（監修）．臨床検査法提要 改訂第 34 版．金原出版，2015．
9) 富野康日己(監修)．New エッセンシャル腎臓内科学 第 2 版．医歯薬出版，2015．
10) 富野康日己（監修）．尿検査のみかた・考えかた．中外医学社，2018．
11) 富野康日己．慢性腎臓病 CKD をマネージする．フジメディカル，2020．
12) 富野康日己．必携！ 外来での腎臓病診療アプローチ．中外医学社，2021．
13) 富野康日己．図解でわかる水・電解質と酸塩基平衡—異常の原因と治療法—．総合医学社，2021．
14) 富野康日己．ドクター富野のもっともわかりやすい CKD 集中講義．総合医学社，2022．

索　引

あ

イヌリンクリアランス	6, 86, 90
エステラーゼ活性	41
遠位尿細管性アシドーシス	97
塩化アンモニウム負荷試験	96
円柱	64

か

カエデシロップ尿症	15
活性化血小板	58
完全無尿	11
輝細胞	57
機能性蛋白尿	25
急性腎障害	1
急性腎不全	1
急性尿細管壊死	2
巨大円柱	67
近位尿細管性アシドーシス	98
クレアチニン	16
クレアチニンクリアランス	87
クレアチン	16
血漿ペントシジン	82
血清クレアチニン	76
血清クレアチニンの逆数（1/sCr）	77
血清シスタチンC	83
血清蛋白物質	81
血清尿酸	79
血清尿素窒素	75
顕微鏡的血尿	34
恒常性	10
抗利尿ホルモン	94

さ

細菌尿	13, 40
細胞診	64
糸球体上皮細胞	62
糸球体性蛋白尿	27
糸球体濾過量	6, 85
シスチン結晶	69
シュウ酸	16
新型コロナウイルス感染症	33
腎機能検査	73
腎血流量	93
腎生検	99
腎臓の働き	74
腎代替療法	6
浸透圧利尿	11
心房性ナトリウム利尿ペプチド	84
推算糸球体濾過量	90
ズダンⅢ染色	70
ステルンハイマー-マルビン染色	69
ステルンハイマー染色	70
生理的蛋白尿	25

た

正しい採血方法	84
チャンス蛋白尿	27
チャンス血尿	27
滴定酸	97
テレスコープ円柱	67
電解質	17
等張尿	20
トリメチルアミン尿症	15

な

肉眼的血尿	13
尿エストリオール（E_3）	42
尿細管性蛋白尿	28
尿細管性アシドーシス	98

尿酸 16
尿試験紙 18
尿浸透圧 21
尿潜血反応 32
尿素 15
尿蛋白 23
尿蛋白の選択指数 27
尿中 17-ketosteroid（17-KS） 43
尿中 17-hydroxycorticosteroid（17-OHCS） 44
尿中 IL（interleukin）-18 4
尿中 KIM 4
尿中 L-FABP 4
尿中 NGAL 4
尿中亜硝酸塩 40
尿中ウロビリノゲン 39
尿中黄体形成ホルモン 42
尿中ケトン体 36
尿中酸可溶性蛋白 25
尿中白血球 41
尿中バニリルマンデル酸 43
尿中ビリルビン 38
尿 pH 22
尿中ポルフィリン体 45
尿中IV型コラーゲン 45
尿沈渣 53
尿糖 30
尿妊娠反応 42
尿の泡 13
尿の外観 11
尿反応 22
尿比重 18
ネフローゼ症候群 14
ネフロン 10
脳性ナトリウム利尿ペプチド 83
膿尿 13

は

パラアミノ馬尿酸クリアランス 93
病的結晶 68

病的蛋白尿 26
ファブリ病 62
フィッシュバーグ濃縮試験 94
ヘモグロビン尿 35
ヘモジデリン染色 70
ベンスジョーンズ蛋白 29
乏尿 11
補体 80
ポドサイト 62
ホメオスターシス 10

ま

末期腎不全 6
慢性腎臓病 6
ミオグロビン尿 36
無菌性膿尿 58
無尿 11
メタボリックシンドローム 79
免疫グロブリン A（IgA） 80

ら

卵円形脂肪体 62
リゾチーム 28
ループス腎炎 33
レチノール結合蛋白 28
濾過率 94

A

α_1-ミクログロブリン 28
atrial natriuretic peptide（ANP） 83

B

β_2-ミクログロブリン 28
Bence Jones 蛋白 29
brain natriuretic peptide（BNP） 83
broad cast 67

C

COVID-19 33

E

E_3 42
eGFRcreat   89
eGFRcys   89
estimated GFR   89

F

filtration fraction（FF）   94
Fishberg 濃縮試験   94

I

IgA 腎症   33, 82
inulin clearance（Cin）   6, 86, 90

K

Kidney Disease：Improving Global Outcomes（KDIGO）   1

N

N-acetyl-β-D-glucosaminidase（NAG）活性   44
nephron   10

P

PAH クリアランス   93

plasma pentosidine   82
PSP（phenolsulfon phthalein）排泄試験   94

R

renal biopsy   99
renal blood flow（RBF）   93
renal tubular acidosis（RTA）   98

S

serum creatinine（sCr）   76
serum cystatin C   83
serum urea nitrogen（SUN）   75

T

Tamm-Horsfall（T-H）ムコ蛋白凝固物   64
TCA サイクル   37
telescoped sediment   67
type Ⅳ collagen   45

U

uric acid（UA）   79
urinary porphyrin body   45

必携! よくわかる尿検査・腎機能検査　　　　　　　　　　ⓒ

| 発　　行 | 2023年2月1日　　　1版1刷 |

著　　者　富野康日己

発行者　株式会社　中外医学社

　　　　　代表取締役　青木　　滋

　　　　　〒162-0805　東京都新宿区矢来町62
　　　　　電　　話　03-3268-2701（代）
　　　　　振替口座　00190-1-98814番

印刷・製本/三報社印刷（株）　　　　　　　　〈MS〉
ISBN 978-4-498-01220-2　　　　　　Printed in Japan